想象另一种可能

理
想
国
imaginist

记忆的重量

失智、衰老与死亡

Nicci Gerrard

**What Dementia
Teaches Us
About Love**

［英］尼奇·杰勒德 著

尹楠 译

北京日报出版社

What Dementia Teaches Us About Love

by Nicci Gerrard

Copyright © Nicci Gerrard, 2019

Simplified Chinese Translation copyright © 2023 by Beijing Imaginist Time Culture Co., Ltd.

All Rights Reserved.

北京版权保护中心外国图书合同登记号：01-2023-2671

图书在版编目(CIP)数据

记忆的重量：失智、衰老与死亡 /（英）尼奇·杰
勒德 (Nicci Gerrard) 著；尹楠译 . -- 北京：北京日
报出版社，2023.7
　　ISBN 978-7-5477-4631-8

　　Ⅰ . ①记… Ⅱ . ①尼… ②尹… Ⅲ . ①阿尔茨海默病
－护理－研究 Ⅳ . ① R473.74

中国国家版本馆 CIP 数据核字 (2023) 第 115235 号

责任编辑：姜程程
特约编辑：孔胜楠
装帧设计：陆智昌
内文制作：陈基胜

出版发行：北京日报出版社
地　　址：北京市东城区东单三条8-16号东方广场东配楼四层
邮　　编：100005
电　　话：发行部：（010）65255876
　　　　　总编室：（010）65252135
印　　刷：山东韵杰文化科技有限公司
经　　销：各地新华书店
版　　次：2023年7月第1版
　　　　　2023年7月第1次印刷
开　　本：1230毫米×880毫米　1/32
印　　张：9.375
字　　数：185千字
定　　价：58.00元

献给约翰·杰勒德（John Gerrard）：一路走好

满怀感激和无尽爱意，致敬帕特里夏·杰勒德（Patricia Gerrard）、杰姬·杰勒德–赖斯（Jackie Gerrard-Reis）、蒂姆·杰勒德（Tim Gerrard）和凯蒂·杰克逊（Katie Jackson）

深渊无人作传。[1]

——艾米莉·狄金森

目 录

序 曲

哦，心灵啊，心灵沟壑纵横，

那坠落的悬崖，

如此骇人，陡峭，深不可测······[1]

父亲去世前一年，他和我们一起去瑞典避暑。当时，他已经和失智症（dementia）共同生活了十几年。他在逐渐消失——他的记忆衰退了，语言能力退化了，认知能力也下降了，一切都在离他远去。整个过程和缓、平稳，他对此也毫无怨言。但那个假期，他过得很开心。他很爱大自然，置身其中自在不已。他叫得出英国许多鸟类、昆虫、野花和树木的名字。我记得小时候他会带我去家附近的树林里听鸟儿们清晨的合唱。站在树下，沉浸在嘹亮的歌声里，他会告诉我哪首歌是槲鸫唱的，哪首是乌鸫唱的。至少，我想我记得曾经有过这么一幕，但也许这只是我难过时给自己编的故事。

在瑞典的时候，他会去森林里采野蘑菇，参加欢乐的小龙虾派对。在派对上，他会喝阿夸维特酒。他还会头戴花环，坐在水彩画的调色板前，凝视着屋外的草地，尽管他的画笔从来没有沾过画纸。一天晚上，我们带他去蒸桑拿。他喜欢蒸桑拿，因为这会让他想起曾经在芬兰度过的美好时光，那时候他还是个无忧无虑的年轻小伙。蒸完桑拿，我们扶着他下湖游泳。那是个美丽而静谧的夜晚，光线朦胧，树影婆娑，一片月光洒在湖面上。我还记得那晚的寂静，只是偶尔响起湖水拍打防波堤的声音。

父亲年老体衰，游了几米后就开始唱歌。这是一首我从未听过的歌，而从那之后，我也再没听过这首歌。他一边绕着小圈游泳，一边放声歌唱。他似乎非常满足，甚至可以说很快乐，但同时这也是最孤独的一幕：仿佛世界上已别无他人，在这晦暗不明的夜晚，在这充盈的寂静中，只剩他一人，与湖、与树、与月亮和散落的星星为伴。

自我的边缘十分柔软，自我的边界单薄且充满空隙。那一刻，我相信父亲和世界融为了一体，它渗入他的体内，他则清空自己与之融合。他的自我饱受岁月摧残和失智症的折磨，在这仁慈的时刻，他的自我超越语言、意识和恐惧，迷失在纷繁万物中，融入浩瀚的生命奇迹之中。

或许，这就是三年后的今天我想对自己说的，我试图理解一种疾病的意义，它有能力摧毁自我，它就像深夜潜入一座耗尽毕生精力建造的房子的强盗，肆无忌惮地破坏和劫掠，在破碎的门后窃笑。第二年的 2 月，父亲因下肢溃疡住院，伤口愈合缓慢。医院的探视时间规定严格，后来，他又感染了诸如病毒，病房几乎被封锁，这也意味着一连几天他都孤单一人待在医院：没有人握着他的手；没有人喊他的名字，告诉他有人爱着他；没有人帮他与外界保持联系。他的下肢溃疡最终得以治愈，但由于离开了深爱的家，脱离了熟悉的日常生活，被一群陌生人和机器包围，他很快失去了心智，以及对自我的脆弱控制。关心和护理*之间有一条巨大的鸿沟，而我的父亲就坠入了这条鸿沟。

最后回到家的时候，父亲已经骨瘦如柴，形容枯槁，而且口齿不清，无法行动，失去了意识。他再也不能去蒸桑拿，再也不能去森林或湖泊，再也不能戴上花环。他并非被疾病的微光笼罩，而是深陷愈加浓重的黑暗中。之后的几个月里，他经历着缓慢的死亡。秋冬交替，寒风凛冽，他还是离开了我们。我不禁回忆起父亲最后几个月的可怕经历：底楼的小房间里，他就那样躺在病床上等待着，却什么也等不来，他心爱的鸟儿们仍旧飞落在窗外的鸟食架上；例行公事般的盥洗、喂食和活动身体；医生、护士和护工，以及有关疾病和死亡的整套体制做法；明明知道意识在消亡，身体在崩塌，却什么都做不了。

---

* 此处原文均为"care"，第一个关心指亲人的关心，第二个护理指医院护理人员的照顾。——译者注

为了避免想起这令人窒息的漫长的终结过程，我将对父亲的记忆定格在了瑞典的那个湖中。柔和的暮色中，万籁俱寂，自我与世界不可思议地融合在一起。

我过去常说，我们是由记忆组成的，可是，当我们失去记忆时，会发生什么呢？那种情况下，我们是谁呢？如果我们陷入疯狂，真正的我们又身在何处呢？如果我们丧失心智，我们的人生故事将如何续写？即使是在痛苦的生命尾声，我也从未觉得父亲不是他自己，尽管与此同时，我觉得他已经失去了自我。他虽已离开，却仍在；他虽然缺席，却仍有很强的存在感。在语言和记忆之外，另有某种东西在延续，也许只是某种痕迹，就像河水侵蚀岩石，生活也在他身上留下一条条印记。他仍旧和蔼可亲，他的过去藏在他的一颦一笑中，藏在他挑起浓密的花白眉毛的动作里。他的过去也藏在我们心里。他可能认不出我们，但我们能认出他。我不知道该用什么词来形容这种无法磨灭的本质，曾经，它被称为"灵魂"。

文明、控制和安全感在深水之上形成一层壳。在我们所有人的内心深处，都有一种不安意识：我们对自己的控制是多么地不堪一击，我们对自己的心智和身体的控制是多么地岌岌可危。失智症——各种形式的令人痛苦的失智症——让我们不禁要问：何为自我？何以为人？

它常被称为我们这个时代的瘟疫，它也是"世纪病"。[2]

2015 年，英国估计有 85 万人患有某种形式的失智症，而未确诊的失智症患者人数据说与之相当。随着人口的老龄化，预计到 2021 年 *，这一数字将会增加至 100 多万，到 2051 年则将达到 200 万。而在美国，2017 年，估计有 550 万人患有失智症。世界卫生组织的数据显示，全世界大约有 4700 万人患有失智症。大约每三秒钟就有一个人患上失智症。

人们提起失智症就好像在谈论定时炸弹。事实上，这颗炸弹在很久以前就已经爆炸，只不过是在人们看不见的地方悄无声息地炸开来：隐秘的破坏。患有失智症的人通常会成为"失踪人口"——被重视独立、繁荣、朝气与成功，厌恶脆弱的社会遗忘和否定。而他们只会提醒我们：我们都会变老，我们都会衰弱，我们最终都会死去。失智症是我们目前最恐惧的一种疾病。它是"痛苦的故事"[3]，而与痛苦一样，它会一直持续。

这种痛苦从个人蔓延到那些照顾、关心他们的人身上，甚至还会蔓延到他们的社区，乃至整个国家。正如一位医生对我说的那样，失智症"极度不尊重病人、照护者、医疗保健系统、社会关怀……它无法融入我们创造的社会体系"。[4]无论是从对患者本人的影响，还是从对患者周围的人的影响来看，没有哪一种疾病能像失智症这般由其影响定义。它的意义涉及生理、心理、社会、经济、政治和哲学等各个方面。它让我们付出的代价无法估量，我不是指经济上的代价，尽管这方面的代价巨大。（据阿尔茨海默病协会估算，仅在英国，人们为它付出的代价就

---

* 本书英文版于 2019 年首次出版。——译者注

高达 320 亿美元，而全世界为其付出的代价高达 8180 亿美元，而且这一数字一直在稳定上升，到 2018 年预计将达到 1 万亿美元，远高于癌症、中风和心脏病的支出。）我指的是它让人类自身付出的代价：羞耻、困惑、恐惧、悲伤、内疚和孤独。它引发了一系列深刻的道德讨论，关于我们所生活的社会、我们所持有的价值观和生命本身的意义等。

与此同时，我们是第一代真正认真思考这个问题的人。在我小时候，很少见到失智症患者，这种疾病几乎不被承认。我的外祖父患有失智症，我的祖母也得了相同的病。虽然我知道他们得了这种病，但也并没有什么表示：他们曾经是我生活中一抹鲜活的亮色，现在则是自然而然地逐渐被抹去。我或许还曾为他们感到难堪，他们曾经是权威人物，现在却如此无助。这种疾病的病征还让我感到些许厌恶，我没想过身患疾病的他们有什么感受，也没去想象正在上演的是一场怎样的悲剧，有时候它是以令人厌恶的闹剧形式登场的。这种疾病是一种耻辱，是羞耻、恐惧和否定的源头，在紧闭的门后，它无声蔓延。那个以 D 开头的单词。*

现在，我们对失智症的认知与二三十年前截然不同，全新的认知唤醒了社会、政治和道德责任感。现在，我们可以看见之前隐藏的东西了。20 世纪 70 年代，英国大约有 30 万人患有失智症，他们分散在英国各地。今天，这个数字已经是那时的

---

* 失智症的英文为 Dementia。——译者注

三倍。在未来 25 年的时间里，这个数字将达到 170 万左右。而在美国，1999 年至 2014 年的 15 年，仅阿尔茨海默病导致的死亡率就增加了 55%。走进医院病房，即使是普通病房，也会发现几张或大部分病床上躺着的都是失智症患者。养老院的情况也与之类似。不妨再看看那些讣告。（当我考虑写这本书的时候，我试图列一张所有死于这种疾病的名人名单，但我最终选择放弃：这样的名人太多了，而且还在不断增加。我来不及更新。）看看那些新闻故事，无论是令人振奋的，还是让你悲伤得号啕大哭的，我几乎想不出谁与这种疾病没有过密切联系。它就在我们身边，在我们的家庭中，在我们的基因里，或许也在我们自己的未来。（大约每六个 80 岁以上的老人中就有一个会得失智症，年龄越大，患病概率越高。这种情况就像花园里藏着个狙击手。）即使不是我或你得失智症，也会是我们深爱着的某个人。

我们不能只是谈论"他们"了——现在是"我们"的问题，应该如何面对这一挑战，成为我们人类集体的问题。在高度重视自主性和能动性的时代，我们迫切需要提出一些问题：我们该为其他人做些什么，我们该为自己做些什么？谁比较重要？为什么一些人似乎没有另一些人重要？为什么有些人会被忽视、无视、忽略和抛弃？何以为人？何为人的行事方式？我们经常脱口而出"我们"这个词，它代表着集体、民主和合作。它要求发出集体的声音，正如政客们喜欢说的那样，我们都在同一条船上。在同一条船上——嗯，是的，不过，有些人在头等舱，可以欣赏海景，晚餐时可以来一杯鸡尾酒，有些人在底层船舱，还有些人则根本看不见。阳光不会照到他们身上，我们甚至意识不到他们和我们一样在船上。另外，还有不少人掉进了冰冷的水中，被无尽的黑暗吞没，而船上的乐队还在继续演奏。

那些我们看不见的人，那些我们不关心的人，那些我们不为之感到心痛的人，那些去世前一直被我们忽视的人……如果我的父亲生前是个重要人物，我想在他最需要关怀的时候，可能会受到不同的对待。当然，他是重要人物，但只是对那些认识他、爱他以及与他的生活紧密相连的人而言如此。我们的系统和社会应该珍视每一个生命，这样，我们就不必为了拯救彼此而强调情感认同。我们都有义务拯救彼此，甚至对我们的仇敌也不例外，因为世界为"我们所共同拥有"[5]，我们需要分享和传承。没有你就没有我，没有我们就没有我。我们最终都要依靠彼此，我们应该对每个人、任何人都持有热忱的、明确的义务——尊重他们不是出于爱，而是出于共同的人性。

过去几年里，我一直在思考规则和边界的意义：贴着各种"不准"规则的各大机构的墙壁；花园四周的栅栏，门（能快速关闭或打开），边界（往往比我所理解的更容易渗透），心智（同样被具象化）；身体（既包容我们，又将我们暴露于世），我和我们，我们和他们，自我和他者。我们彼此之间有多少联系，又有多少隔阂？我们在多大程度上过着私密的、独立的生活，又在多大程度上过着公共的、群体的生活？我们能够或应该在多大程度上依赖他人，同时又能在多大程度上被他人依赖？我们对我们所生活的世界负有什么责任？我们对自己又负有什么责任？

身为母亲，有时候我很难判断何时该对我的孩子放手，开始属于自己的独立生活（即使他们现在都已长大成人，而我也真的早就应该明白这一点）。我觉得自己就像一个暴露在外的伤口，我不知道如何拒绝。与此同时，我毕生都是女性主义者，对于女性有权拥有属于自己的生活深信不疑——哪怕不是完全属于自己，也至少是部分属于自己。对孩子的依恋、责任，尤其是爱，不断威胁着自我归属感。有时候，我的责任感会让我产生幽闭恐惧症的感觉，而这其实是对自我迷失的恐惧。我们都需要设定自我的边界，我们都需要打破这些边界，以便生活在这个充满关系和连接的世界，我们还可以生活在其他世界里吗？这不是保持平衡的行为，不是悬在两个对立的紧急要务之间的紧绷的绳索上的颤抖和紧张，而是一种持续的波动：前进与后退，给予与保留，触摸世界与向后退缩。

失智症破坏了这种与世界无止境的微妙的沟通，破坏了这种如潮汐般起伏的互惠模式。患有失智症的人逐渐变得无助，任凭他人摆布，完全依赖亲近之人和陌生人的善意。完全无法想象他们有时会感到多么孤独、多么疏离。几周前，我和肖恩（Sean）——我的丈夫和写作伙伴——去养老院看望他的一位患有失智症的亲戚。当我们离开的时候，一位老妇人蹒跚着向我们走来。她穿着一件鲜艳的红色羊毛开衫，戴着一串项链，白发齐肩，脸上露出痛苦的神色。我停下脚步，她抓住我的手，神情悲伤地弯下腰。"安慰赞美诗，"她说道，"安慰赞美诗。"我四处张望，想找人帮她。我告诉她很快就会有人来。"没人会来，"她说道，"这里没人。安慰赞美诗。"一名工作人员赶来，从我这里接过这位伛偻的老人。她说——好像这样解释一句就没事了似的——这个女人总是这样，然后就把她带走了。"安慰赞美诗。"我本应该做些什么？我们正在做什么？

要探索失智症的意义及其令人痛苦的损失，就要思考社会和个人要为他人的痛苦承担多大的责任：我们应该为彼此做些什么，我们关心什么，在这个共同享有的世界上什么是重要的。谁，是重要的。

一提到"失智症"这个词，许多人就会直接跳到想象的那个结局。他们看见自己或所爱的人被剥夺了全部的记忆和能力，糊里糊涂地躺在床上；他们将自己看作老小孩（尽管将处于生命尽头的老人比作年幼的孩子十分不恰当）、动物、蔬菜，或是其他任由他人摆布或忽视的物品。许多人强调要在走向这样的人生终点前，体面地结束自己的生命。玛丽·沃诺克*曾提出著名的"助死"主张[6]，虽然这一主张听起来很刺耳，同时极具争议性，但有一种观点认为，当动物的生命变得痛苦难耐时，我

们就会杀掉它们，可是，对于被迫忍受超过极限痛苦的人类，我们却并没有给予同样的仁慈。我们不会对狗做的事，却会对我们自己做。

但是，就像悲伤有不同阶段一样，失智症也有不同的发展阶段——尽管和悲伤一样，这些发展阶段并没有那么清晰和稳定。对于失智症的诊断并非一句话了之，而是一个过程的开始，这个过程可能会持续数年，甚至数十年，这个过程中充满希望、善意、冒险，以及恐惧、悲伤和令人心痛的失去。

这本书展现了那些不同阶段的失去的旅程，从最初模糊的病象，发展到晚期直至生命终结时的失智症。在病情发展最严重的时期，它似乎是一种对自我的残酷破坏和对生命意义的启示。对于失智症患者和那些深爱着他们的人，这本书提出了一个问题：失智症究竟意味着什么？这本书探讨了最仁慈和最不人道的专业干预形式，并追问专业人士能在多大程度上"关心"我们关心的人，以及个人和家庭必须承担多少可能压垮生活的负担——这种情况经常发生。这本书既从外部探索失智症，也尽可能深入地从内部进行探索。它着眼于关于失智症的令人不安的新人文发现，我相信，这是一种情感现代主义的形式，有助于我们想象那些难以想象的事物，为本质上无言的事物找到一种语言，将我们引至黑暗的门槛。它聚焦于人们在走向黑暗的旅途中所感受到的悲伤，这些人既包括患有这种令人悲哀的疾病的人，也包括那些关心他们的人。它关注生命的余波：死亡、哀悼和善终。它讲述了护士、医生、科学家、治疗师、哲学家、艺术家的故事，最重要的是，它讲述了患有这种疾病的人和陪伴他们的人的故事，后者承受着难以忍受的痛苦，化身前者的看门人、记忆和声音。失智症与阿图·葛文德（Atul Gawande）所说的"灵魂的耐力"[7]遥相呼应。

我的父亲一直是我的向导，他起初精力充沛，而后逐渐衰弱，有时候还会从我的视野中消失。他也曾是我的灵魂。一直是我的灵魂。

失智症早期阶段可能是受其影响的人最痛苦的阶段，至少我希望如此。我希望健忘能带来某种形式的解脱，失智症患者此时仍可以表达自身感受，后来，表达自身感受变得越来越困难，直到最后几乎变得不可能。那是一种什么样的感觉？我经常在天还未亮的凌晨时分醒来，在那可怕的时刻，我不记得自己在哪里，甚至不记得自己是谁。令人惊骇的空白过后，是深深的恐惧。这种感觉能让我对那种感觉感知一二吗？当一个人失去一切，在意识的混乱中松懈下来，深陷其中无法自拔，对这个世界漠不关心，失去掌控，不再是世界的主体，逐渐沦为客体：是这种感觉吗？

几个月前的一个深夜，我沿着一条运河骑行。夜色暗沉，影影绰绰，怪异可怖。水面上漂着浮萍，看上去仿佛坚实的地面，在自行车车灯的微光下摇晃变幻。蝙蝠好像悬在我头顶的黑色破布，远处会突然传来说话声，然后归于寂静。我感到不安。我的内心惴惴不安，感觉自己很渺小，心绪不宁，充满恐惧。

我的心突然一阵惊悸，我觉得这可能也是早期失智症患者的感受：曾经确定的一切现在都失去原形，在黑暗中若隐若现。可是，我自然无从知晓。人的心智神秘莫测。如果在失智症患者尚能清楚表达自身感受的早期阶段，我们都很难想象其境况，就更难理解晚期失智症患者境况如何，那已超出语言所能表达的范畴。那是一种与存在相关的孤独，甚至是绝望——成为自己的鬼魂。

　　我如何看待正在消失的那个我？语言如何能捕捉到自身的衰退？在与失智症患者交谈的过程中，他们在描述自己的经历时，可能会有明显的空白和失误。当我们谈论有关他们的事情时，我们会转而使用隐晦的说法，用语言来探索超越语言的东西。从但丁笔下的船进入港口时降下帆的描写[8]，到将其比作一副重新洗过的纸牌，我们试图找到理解无法理解的自我毁灭的途径。而我们对于晚期失智症的描述总是不可避免地流于表面。我知道我曾从各个方面描述过我的父亲——他像一艘不受束缚的大船，径直驶向大海，也像一座逐一熄灭灯光的小镇，或是一座被炸毁的城市，一块破碎的浮冰，变得越来越小，直到无立足之地。一个朋友将其比作被撕成碎片的手稿，另一个朋友则将其比作被摔得粉碎的珍贵的玻璃杯。令人惊讶的是，人们常借用船这一形象——一艘驶入迷雾的船。[9]"一艘静止的帆船。突然一阵风吹来。我又开始航行。世界再次抓住了我。"[10]

　　这种在海上航行的想法既让人感觉神秘，又令人恐惧。一艘船缓缓驶过可怕的深海，这个比喻中隐藏着一种庄严肃穆。

在《结结巴巴的歌谣集》（*Stammered Songbook*）中，比利时作家埃尔温·莫尔捷（Erwin Mortier）对他的母亲令人痛苦的早期失智症进行了痛苦的沉思，他努力为那些毫无意义的无形的东西赋予意义和形状。他的脑海中浮现出这么一种疾病，它并非庞然大物，但却很恶毒，很狡猾，隐匿潜行，用它锋利的黄牙啃噬电线——它像拧干一块"铺在地面上的布"一样"绞紧"他的母亲，然后把她扔到角落。它就像一片凝滞的沼泽，一股退去的潮汐。他的母亲则像一个紧锁的笼子，里面关着一只生锈的机械音乐鸟，或是一个由皮肤和骨头组成的沙漏，一座缓缓倒塌的房子，语法的废墟，一个老旧的电子管收音机，一只困在一堆倒塌的房梁中的猫头鹰雏鸟，一个巨大的正在消失的点。[11]

关于失智症的比喻让人联想到消失和解体（大海、迷雾、降下船帆），但也会让人联想到腐蚀、破裂、不稳定的下滑和不祥的自我突变。它们试图赋予抵制两者的东西以意义和形状，在已知和未知之间架起一座脆弱的桥梁，同时又表明完成这一任务的不可能性。海洋变成沼泽，房子变成地下室。恐惧变成恐怖，恐怖突然被希望照亮，一束光穿过废墟。语言变得紧绷，以适应与语言的失败及自我和世界联系密切相关的情况。言语失去作用。

但是，言语并不是说话的唯一方式。我的桌上放着常住伦敦的德裔美国艺术家威廉·尤特莫伦（William Utermohlen）的自画像。我从未见过他，但我花了很多时间和他的遗孀帕特里夏·尤特莫伦（Patricia Utermohlen）交谈。我经常欣赏他的画，提醒自己失智症所引发的特殊恐惧。1995 年，61 岁的尤特莫伦正式被确诊患有阿尔茨海默病，其实在其 20 世纪 90 年代早期的"对话片段"（"Conversation Pieces"）系列作品中就可以看出他患病的迹象。他毫无保留地观察自己，描绘自己，即使是在失去自我意识的时候也没有停下画笔。他在接下来五年里的自画像给人一种痛苦的不稳定感、挥之不去的自我迷失感。一开始，他的形象还清晰可辨，尽管他瘦削的脸上有一种警惕的表情（帕特里夏告诉我，他是个焦虑又沮丧的人）。但很快透视拉平，空间感消失。他既身处自我迷失的世界之中，又从旁观察着它。他将失智症铭刻在画布上。神经心理学家塞巴·克拉斯特（Seb Crust）教授是他的医生之一，他记得他们见面时，尤特莫伦娴熟地画了一幅素描，但画中人物的两只胳膊都从一个肩膀伸出来。与此同时，这些肖像画是对艺术家主观体验的独特呈现，最初的秩序和感官的丰富性让位于一种令人不安的陌生感。感官开始错位，墙壁倾斜，视角变得不稳定，桌子被抬起，物体飘浮，一阵阴风穿过支离破碎的房间，而艺术家就坐在房中，看着他正在变成或不变成什么。事物被撕裂、毁坏、粉碎、分解和丢失。空间变空，最后，画家在虚空中孤独无依。脸，自我，逐渐隐退、消失在阴影中。在最后的自画像中，他只是一个潦草的骷髅头。

　　就单幅作品而言，尤特莫伦的自画像充满悲伤气息。作为一个系列，它们描绘了随着时间流逝而失去的东西和遭受的痛苦，它们不可避免地逐渐剥夺他身为人的一切，令人不寒而栗。不过，在身患失智症的那些年里，威廉·尤特莫伦家中有妻子和画作陪伴，还能见朋友，生活依然丰富多彩。最重要的是，他还能继续表达自己，画布上留下了"我在这里"的印记。生而为人，就要发声。[12] 我说的发声是指连接我们内心世界和外部世界的那种声音，那是一种微妙而神奇的沟通网络，确保我们与他人共同生活在同一空间，而不是独自监禁。有很多不同的方式可以让我们发出自己的声音，传递给外面的世界。

即使记忆消失，语言支离破碎，认知崩溃，自我难以维系，我们仍然有办法找到被困在废墟中的人，聆听他们的声音，承认他们仍然是宝贵的人类，是我们中的一员。

我的一个朋友 50 岁就去世了，在此之前，他已与脑瘤共存了十年。他去世十年后，我仍然经常梦到他。他是我的夜间访客，见到他我总是很高兴。我记得我是多么想念他。在最近的几个梦里，我们一起在跳蹦床。有时候，他没有意识到自己已经死了，但我知道，我们会谈起这个话题。有时候，我相信他已经复活，他的死是个误会，只是一场梦，或是超出清醒世界认知的存在。但到目前为止，我从没梦见过我的父亲。他从不来看我。也许，这是因为我完全不相信他已经死去。我内心隐约觉得还有第二次机会，这次我可以做得更好，更快看出他身上发生了什么，阻止它发生，让带他走到生命尽头的时钟倒转。"嘿，尼克。"

他会伸出手跟我打招呼。

我想记住父亲患病前的模样，其实我记得——但最常在我脑海中闪过、令我措手不及的画面，却是他生命终结前最后几个月的样子：我透过窗户看着他，他倚靠在病床上，凝视着他亲手打造的心爱的花园。父亲已经走了，同时却仍停留在这里。生活的一部分随之而去。父亲去世后不久，我和一个朋友发起了一项运动，为失智症患者争取更富同情心的医院护理服务。当然，我知道，在某种程度上，我想要拯救我的父亲，虽然他已无法拯救。因此，在写这本书的时候，我也意识到，其实我"之所以写出来，一部分原因是为了忏悔"[13]，或如法国哲学家雅克·德里达（Jacques Derrida）所言：书写即是在乞求宽恕。[14]

第 1 章

面对

我存在！但无人关心，无人知晓。[1]

　　我和肖恩在伦敦北部某个安逸街区有一处住所，我们一起用尼奇·弗伦奇（Nicci French）的笔名创作心理惊悚小说。那栋维多利亚式排屋坐落在绿树成荫的街道上，附带精心打理的花园，窗台上还摆放着天竺葵，十分迷人。街区里有一小片绿地，人们可以在那里扔木棍逗狗玩，是个不错的娱乐场所。这里还有一所小学，每个工作日的早晨，小孩子们都聚集在校门外，发出欢快的说笑声。附近还有餐馆、咖啡馆和商店，几分钟就可以走到。路的尽头有一座巨大的监狱，高墙顶上围着带刺的铁丝网。它的后面是没有任何标记的坟墓，曾经埋葬过被处决的囚犯。我有时会看到没有车窗的货车从监狱大门进出，晚上经常有直升机在上空盘旋，仿佛高声尖叫的巨型昆虫，聚光灯在黑暗中不停晃动。有人说曾在监狱附近发现有无人机投掷毒品或手机。但我看不见监狱里面的情形。我从未见过任何一个关在监狱里的人，也从没听见过他们的声音。

糟糕、可怕的事情继续在这座监狱里上演，1200多人在拥挤、肮脏、残酷的环境中生活。大约9平方米的单人牢房里通常关押着两个人，里面还有个几乎没什么遮挡的厕所，距离他们吃饭和睡觉的地方只有一两米。监狱里的厕所常常堵塞，下水道经常漏水，地板上总有垃圾，蟑螂横行。他们每天的伙食费不超过1.5英镑 *，饭菜就跟猪吃的泔水差不多。监狱里毒品泛滥，一种名为"香料"（Spice）的新型"丧尸药"† 尤其盛行，囚犯吸食后会处于半昏迷状态，帮助他们忍受坐牢的日子。犯人们还拉帮结派，操控大局。监狱里充斥着欺凌和暴力，时常有囚犯自杀，笼罩着痛苦和恐惧的阴云。但生活在监狱之外的我们过着舒适的生活，不愿去想一墙之隔的这个机构里发生了什么。这些囚犯消失在我们的视野之外，不在我们的思考范围之内，他们与世隔绝，被剥夺了作为人类的基本权利。事实上，许多人认为，囚犯是因为犯错而丧失了人权，理应受此惩罚，没人欠他们什么。在崇尚借贷的文化中，他们是在付出自己的代价。因此，人们很容易忘记他们，毕竟坐牢的又不是我们中的一员。

我们经常因为认同感而产生某种感受或采取某一行动：一

---

* 约合人民币12元。——译者注

† "香料"即合成大麻素，为丧尸药的一种。此类毒品长期吸食后会导致吸食者皮肤腐烂、意识不清，就像丧尸一样，故俗称"丧尸药"。——译者注

个人和我们一样，或者代表了我们熟悉或向往的世界。在某种程度上，我们感觉和他们很亲近，关系亲密，如果他们有危险，我们会有很强烈的拯救他们的冲动。有些人受伤，遭受虐待，或是失踪，我们会满怀同情地关心他们。有些人失踪，我们则漠不关心。甚至有些人失踪，我们却一无所知。

1995 年年底至 1996 年年初，我为《观察家报》(The Observer)撰写了针对罗斯玛丽·韦斯特 (Rosemary West)漫长而严酷的审判的文章。弗雷德里克·韦斯特 (Frederick West)和罗斯玛丽·韦斯特表面上是一对普通乡下夫妻，两人和孩子一起生活，与邻居相处融洽，经常一起喝茶，做周日烤肉大餐。然而，实际上，在长达 16 年的时间里，这对夫妻不仅性侵和杀害自己的孩子，还折磨并谋杀其他年轻女性。他们是一对连环杀手，把受害者当成性工具，残忍杀害后再将其埋在自家花园里。由于弗雷德里克·韦斯特在狱中自杀，因此只有他的妻子站上了被告席。这场审判轰动全英,至今仍能引起共鸣。那年冬天的那几周时间里，仿佛另一个世界的一扇窗突然半敞开来，而我们大多数人从未想象过还有这么一个世界——一个肮脏、堕落、暴力泛滥的世界。多年来,格洛斯特市 (Gloucester)的那栋小排屋里仿佛一直在上演耶罗尼米斯·博斯*的画中场景，

---

* 耶罗尼米斯·博斯 (Hieronymous Bosch，约 1450—1516)，15、16 世纪尼德兰画家，他的许多作品描绘了罪恶和人类道德的沦丧。——译者注

那里集屠宰场、妓院和萨德*式刑讯室于一体。审判结束时，罗斯玛丽·韦斯特被判十项谋杀罪，并被判处终身监禁，而我则感觉受到毒害，需要以某种方式净化自己。

除了因为三观被颠覆而感到恐怖和肮脏，我还产生了一种持续时间更长、更隐蔽的失落感，它不仅改变了我这个记者原本的写作思路，甚至还改变了我对世界的认知。这么多年来，多名年轻女性被吸进克伦威尔街（Cromwell Street）25号的黑洞，却几乎没有引发外界的任何关注。其中一些人失踪后，从来没有人为此报过警。韦斯特夫妇通常会选择脆弱无力的人下手，这些人要么需要他人监护，要么失业或四处流浪，不属于任何一个群体。她们没有属于自己的安全网。这些女人和女孩失踪后，没人会想起她们。没有疯狂的搜寻，没有举国悲痛或痛心疾首。她们原本是隐形人，她们消失后，仍旧是隐形人，基本上没人会为她们哀悼。只有在多年后，当她们的尸体被发现时，才会短暂地引起我们的注意。

审判结束几个月后，我花了几周时间和伦敦的妓女们聊天。我坐在灯光昏暗、极度闷热的房间里，听她们讲述她们的生活。当她们需要接待客人时，我就暂时出去回避。她们都很年轻，有些甚至只有十几岁。她们中的大多数都曾遭受身体虐待或性虐待，几乎都是瘾君子，而且几乎都接受过不同形式的监护。

---

* 萨德（Marquis de Sade，1740—1814），法国作家，著有《索多玛120天》等，因淫乱、性虐待等罪名多次入狱。"性虐待"（Sadism）一词便出自他的名字。——译者注

令人痛心的是，其中一些女孩说，如果有机会，她们最想做的就是成为养父母，拯救与她们有着相同命运的孩子，拯救年轻的自己。她们工作的那条街离我现在住的地方很近。后来，那里被改造成了光鲜亮丽的街区，但随后又变得破败不堪，周围全都是荒地。房间不够的时候，那些女孩就会把客人带到荒地去交易。我以前为什么没有注意到她们？

　　我们每个人都生活在一束荧光之中，周围笼罩着看不见的黑暗。我们只能看见我们所追寻的和我们所看见的。大约 20 年前，研究人员首次开展一项实验，并在此后以各种形式反复验证，试图证明"无意视盲"（inattentional blindness）现象：研究人员向受试者播放一段视频，并要求他们默数视频中篮球运动员互相传球的次数。视频中共有 6 名篮球运动员，分成两组，分别穿着白色和黑色球衣。大约 30 秒后，一个穿着猩猩外套的女人走进房间，面对摄影机，捶打自己的胸部，然后离开。从知情者角度来看，很难相信会有人没注意到这个女人。但实际上，受试者中有半数没有注意到她：他们的注意力完全集中在球员身上，并没有追寻她的身影，所以她成了隐形人。

　　（我对这个故事有自己的看法。有一年暑假，我 3 岁的女儿和她的哥哥及表哥一起坐在码头，用简易鱼竿钓鱼。当时她坐在两个男孩中间，突然，她身体向前一倾，扑通一声，直接掉进了湖里。这时，两个男孩却还在继续钓鱼。直到一个衣服都没来得及脱的成年人从他们身边冲过去，跳进水里救人时，他们才有所反应。）

我们都被思维局限所困。我们不可能看见我们所生活的世界的全貌，只能看到我们的注意力微光所及的封闭的一小部分。十几岁的时候，我只会注意其他十几岁的孩子；怀孕的时候，我突然看到了其他所有孕妇，然后是婴儿，接着，我看到的世界到处是小孩子和他们筋疲力尽的父母，然后到处是单亲妈妈……现在，我看见无数脆弱、惊恐的人，然而这只不过是因为我看见我的父亲是如此脆弱和惊恐。

我们无法看见一切，但也许我们可以学会对我们的盲视有更深刻的认知，并做出适当调整。几年前，在创作《失踪人口》（Missing Persons）这部小说时，我在伦敦街头游荡了几周。突然之间，我看见一些一直存在的景象：挤在各种拱门下的人，在各种建筑物门口、地铁站、长椅和临时搭建的帐篷里蜷缩成一团的人，他们或推着超市手推车，里面放着装满破烂东西的塑料袋，或是举着写有"帮帮我"的纸板。他们苍老得与实际年龄不符，常年的风吹日晒摧毁了他们的面容，他们头发凌乱不堪，胡子拉碴，试图抓住每一个与他们擦肩而过的人的目光，后者则常常努力躲避他们的目光，或尽力绕道避开他们。走在这座大城市的一个阴冷的地下通道里，我看到告示栏里贴着这样的传单："你上次看到无家可归的人是什么时候？"紧随其后的回答则是："你看的越多，看到的越少。"无家可归者和流离失所的人都是从安全网中坠落的人，他们让我们看到运气不佳的后果。最好不要看向他们：毕竟，他们不是我们中的一员。

每个生命都很宝贵：想起或说起这一点很容易，有所感悟或采取行动却很难。如果遭受苦难的人和我们不太一样怎么办？如果他们是坐着摇摇晃晃的小船从很远的地方来的呢？如果他们躺在门口一个脏兮兮的睡袋里，手里拿着一罐干白苹果酒，身旁趴着一只丑陋而忠诚的狗，又会怎么样呢？

如果他们都上了年纪，记性变差，老迈不堪，四处流浪，仿佛来自一个我们不愿想起的世界，我们会怎么看待他们？数十年来，那些患有失智症的人也一直在我们的社会中扮演着失踪人口的角色。有时候，他们已经主动退出（或被动退出）公共领域，消失在我们的视线范围内，藏在医院、养老院和一扇扇紧闭的门后。有时候，他们更多的是从存在的意义上变成了隐形人。因为他们十分无助，完全依赖他人，这种社会意义上的抹杀，将他们变成了孤独的幽灵。他们还活着，却并非真正活着，不再属于汹涌的生活洪流的一部分。光不再落在他们身上。

我记得有一次我们去一家餐馆，当时我的父亲正处于失智症早期阶段，点餐对他来说变得很困难，他一直犹豫不决。年轻的女服务员幸灾乐祸地笑着，还朝我们翻白眼，好像我们在开玩笑。她走开的时候，我跟上她，狠狠训斥了她一顿。她看上去十分困惑、不安，而我则感到羞愧。她并不是残忍的人，她只是不知道真实情况，不理解而已。她以为她在看一出与众不同的戏——一出轻松的闹剧，而不是一出悲剧。

我已经记不清有多少次看到人们在公共场所对那些拖后腿的"老糊涂"们失去耐心，或许还有一点鄙视（我自己也曾经这样）。我也看到过一些努力工作的善良的医生和护士们议论脆弱、糊涂的病人，而不是和他们交流；在病人触碰到他们之前，就不加解释地迅速戴好塑胶手套，仿佛他们的身体是被污染的秽物；眼睛紧盯电脑屏幕，而不是关注那些因处于陌生环境中需要帮助而经常焦虑的脆弱病人。这些医生和护士只是看起来有点匆忙或冷漠，脑子里想着其他事情。我将永远感激父亲的一位医生，他来自东欧，总是神情忧郁，一脸疲惫，却始终给予病人温柔的尊重。我不知道他是一名什么样的临床医生，但我的父亲在生命的某个时刻，不再需要什么天才临床医生，只需要一个富有同情心的人，在请求他的允许后，坐到病床边，握着他的手，心怀敬意地和他聊天，郑重地称呼他（博士），意识到尽管病床上的人已失去所有，却仍是独立主体——一个"我"。

与其他许多被遗忘的群体一样，如果将失智症患者巧妙地非人化，使其数量变少，就更容易忽视他们。我们谈论他们的方式自然而然体现了这一点，关于他们的刻板言论往往脱口而出，我们从没停下来思考过这些话的含义：我们会说，他们跟以前不一样了；他们已经不再是他们自己。他们已经变成自己的影子。随着情况恶化，我们的言辞变得更加直白：我们会说，他们已经神志不清，思维成了漏筛。我们还会说他们已经失去理智（它去了哪里？），或是心神不属（他们的心神又在哪里？）。我们也许还会说他们没了意识，变成了活死人。

他们并非我们中的一员。

如果我们这么想，其实是在看轻我们自己。

几年前，我的一个女儿从马上摔下来，失去了意识。救护车把她送到附近的医院。她住院观察了一晚上，因为她不仅记不起刚发生的事故，也记不起几周前发生的事，也无法产生新的记忆。她陷入了一个循环：每次我们告诉她发生了什么事，她都会用相同的语言和语调表示惊讶，并露出难以置信的夸张表情。然而，几分钟后，她又会要求我们把事情复述一遍。她住的是普通骨科病房，除了我女儿和另一个戴着眼镜安静看书的女人之外，其他病人都是患有失智症的老年人。我女儿的情况在某些方面跟他们很像，都是想不起来一些事情，但她会恢复记忆，他们却不能。

从那以后，我去过很多医院，越来越习惯这群人的情况，但当时我非常震惊，也害怕把女儿留在那样的病房。那里的空气中弥漫着痛苦、无助和恐惧。好几个女人颓然地躺在病床上，张着嘴巴，对周遭的一切毫无反应。她们一副病恹恹的样子，仿佛与世隔绝。一个女人在床上不停翻滚，一遍又一遍地喊着相同的话："不，不，请不要这样。老师，不要。"她用手捂着肚子叫道："就到那儿。"我想她也许在重温某种创伤：当大多数记忆被抹去时，这个丑陋的记忆却留了下来，反复出现，成为她无法摆脱的梦魇，因为她是清醒着被埋葬在自己的记忆中。在我看来，这就像一种独一无二的地狱。尽管护士们非常有耐心，也很尊重她们，却也无法做到对她们有求必应，而且他们或许早已对此习以为常。在失智症患者的病房，这种痛苦和混乱很正常，就像是一种背景音。

不久前，我去了一个病房，其中一个病人很可怜。她几乎说不出话来，但她知道自己想回家，而且必须回家。她一直试图从床上爬起来，想要逃回她觉得安全和怀念的地方，那可能是很久以前她生活过的某个地方。一个年轻的医生到她的病房查房，向她解释虽然她很想出院，但为了她好，他们不能让她离开。这个女人哭起来，泪流满面，医生的话并没有起到安慰作用。

还有一次，我在另一间病房见到了这一幕：一个女人一动不动地躺在病床上，全身上下只有骨瘦如柴的手在颤动，她瘦得只剩一把骨头，隔着被子几乎看不见人形。在她旁边的桌子上放着一张照片，照片中，一个明丽动人的女孩站在海滩上，海水没过她的脚踝。她微笑着和一个男人手牵着手。很难将这样两个自我形象联系在一起——躺在病床上的女人和海滩上的女孩，坠入爱河、未来无限的女孩和走向死亡的女人。

另有一次，我在养老院看望一个朋友的母亲时，一个高挑、瘦削、牙齿不整的女人向我走来，紧紧抓住我的手，明显很不安，想要告诉我什么。她露出渴望交流的神情，可我一个字也听不懂，她仿佛说着外星人的语言。她的话前言不搭后语，没人能理解，她只能孤独地倾诉。

有关失智症的文化正在悄然转变，曾经被回避的疾病现在为人们所认识和谈论，成为政治倡议、国际研究和全球运动的主题。没有哪个国家和社区能避免这一疾病，几乎每个国家和社区都找到了改善失智症患者生活的方法。全世界有成百上千家相关慈善机构，有些像阿尔茨海默病协会一样在数十个国家都有分支机构，规模庞大，涉及范围较广。有些则规模较小，针对性强，比如我资助的地方性小组织创意失智症艺术网络（Creative Dementia Arts Network），就是专注于创意艺术对失智症患者的帮助。

针对失智症的治疗出现了许多富有想象力的新方法。在荷兰、丹麦等国家先后出现了失智症村，这些地方的居民能够保持一定的自治。美国则发起了"失智症友好倡议"（Dementia Friendly Initiative）的协作运动，以促进全美民众对失智症的认知，培养对失智症患者的友好态度。在人口老龄化问题严重的日本，大约有 500 万人患有失智症，到 2025 年，这一数字将上升到 700 万。近来，日本启用了很多设备来监测和照顾那些身体虚弱、神志不清的患者。（例如，有一种茶壶传感器，如果使用者一段时间没有沏茶，它就会向其家人发送警报；由于迷路成为失智症患者越来越严重的问题，于是出现了一种带有二维码的贴纸，以防患者迷路；另外还有会拿取食物或提供安慰的机器人。）

在丹麦，大多数市政当局都为老年人设立了活动中心，以减少老年人由于缺乏运动而罹患失智症的风险。在德国的德累斯顿[*]，一家养老院重现了共产主义东德的历史风貌，以重新激活

---

* 德累斯顿（Dresden），"二战"后为德意志民主共和国（俗称东德）城市。——译者注

老年患者的记忆，恢复其生活活力。在英国（和许多其他国家一样），有些医院有针对失智症的培训，有些超市的所有员工都佩戴失智症友好徽章，有些城镇致力于成为"失智症友好"城镇。托儿所和养老院之间、养老院和各大学校之间都展开了相关合作，除此之外，还会开展相关交换项目，让大学生免费住在养老院，每个月抽出一定时间，扮演生活在养老院中与世隔绝的居民的邻居角色。另外还有代际融合房产开发项目等。

　　每年的每一天似乎都有相关会议召开，来自世界各地的人们聚集在一起，共享相关知识和想法。我们知道那些数字，那些骇人的百分比，那些线条像参差的悬崖一样上升的图表，那些数据上升、消失，然后湮灭。还有那些好莱坞电影、畅销回忆录、纪录片、戏剧、发人深省的头条新闻和乐观的报道。"失智症"这个词几乎成为固定前缀。2017年，我去参加英国失智症大会，会议在一个赛马场举行，巨大的大厅里挤满了为失智症床垫、失智症装饰品（流水和鲜花的图像）、失智症时钟、出版物、项目、食物、护理中心、起重设备等做广告的展台。在这种情况下，再说失智症患者是失踪人群就显得十分荒谬。

　　然而现实却是，老人们穿着睡衣在走廊里走来走去，哭泣的老妇人得不到安慰，人们抨击医生和护士，病人被称为"床堵"（bed-blockers），在美国则被称为"GOMERs"[2]，意为"滚出我的急诊室"（Get Out of My Emergency Room），敬业的医护人员尽量不将其视为物体、负担、统计数据和问题，不因病人大喊"救救我！救救我！"而感到烦躁，不将他们痛苦的呼喊仅仅视为唇舌抽搐。

每年都有新闻报道揭露失智症患者被忽视和虐待的秘密——因为职业护工是一个被严重低估、报酬过低的职业，如果他们照顾的病人记不清事情，就没法讲述与他们相关的故事。同时，我们又习惯于把老年人、身体虚弱的人和有认知障碍的人当成小孩，甚至不把他们当成人看待。

失智症会让人心智失常，陷入绝望。2017 年 4 月，一个 95 岁的老年男性试图用大锤和陶瓷平底锅将其心爱的 88 岁妻子（"世界上最美丽的女人"）砸死，在此之前，他的妻子多次恳求他杀死自己，这个男人最终免于牢狱之灾。他的妻子心理"脆弱"，他是她的照护人，坚决拒绝社会服务机构的援助。她想让他在自己进医院或养老院之前杀了自己。"我没能做到，"他对赶到他家的警察说，"现在，我只是增加了她的痛苦……我很乐意成为一名杀人犯。请告诉我，我已经杀了她。"[3]

他的妻子宁愿死也不愿离开相伴 65 年的人，住进养老院，变得孤单无助，依赖他人为生。因为他们的未来似乎只是一种折磨，所以试图杀死最爱的人：这说明我们拥有一种什么样的文化？如果一个人不再是道德主体，不再能控制自己的生活，不再有自我意识和理性，不再有自我叙事意识，是否意味着他不再是一个人？他的生命也不再有价值？活着究竟意味着什么？失智症是一种疾病，"会严重损害我们通常定义为人类独有的能力：记忆力、个性、认知、意识、爱的能力，甚至是抱有希望的能力。大脑、思想、精神和意志等构成人类核心的部分都会受到影响"。[4] 活在"用来描述人性的常用标准之外"的情况下意味着什么？

安德烈娅·吉利斯[*]在其饱含深情的回忆录《记忆看守人》中，讲述了她和婆婆一起生活的两年，以及后者迅速恶化的阿尔茨海默病病情。她在书中问道："失智症带走了什么？"她自己答道："一切，我们原本确信没有什么能从我们身上夺走的一切。"[5] 失智症就是一个深渊，所有意义都被吸入其中。

我的女儿骑马出事的第二天，我们把她从医院接回家。她恢复了形成新记忆的能力，但她完全记不起和一群大声呼救、喊叫、咒骂、哭泣的女人一起度过的那晚的情形。我也很快就忘记了那个充满痛苦和感伤的灰暗世界。我暂时关上了连接那个世界的那扇门。

---

[*] 安德烈娅·吉利斯（Andrea Gillies），英国小说家、非虚构作家，作品包括小说《妮娜·芬德利的启示》（*The Enlightenment of Nina Findlay*）、《善意的谎言》（*The White Lie*）和非虚构作品《记忆看守人》（*Keeper*）等。——译者注

第**2**章

变老

老了……心变得健忘。[1]

如果你足够幸运，生活按照预期进行，那么"你处于老年的时间会比你年轻的时间更长"。[2]

世界人口正在老龄化。联合国的一份报告显示，预计 2015 年至 2030 年，60 岁以上人口数量将增加 56%，从 9.01 亿增加到 14 亿。到 2050 年，全球老年人口预计将为 2015 年的两倍以上，达到 21 亿。全球 80 岁以上人口——即所谓"高龄老人"的人口总体增速更快：2015 年，80 岁以上人口有 1.25 亿，而到 2050 年，这一数字预计将达到 4.34 亿。[3] 关键在于，老年人口数量的增长超过了其他任何年龄段的人口数量的增长，换句话说，老年人口在总人口中的比例正在迅速增加。到 2050 年，1/5 的人年龄将超过 60 岁。在高收入国家，这一比例已经远高于这一水平（例如，日本将达到 33%），这些国家的人口老龄化速度更快。在英国（过去三年，英国人的预期寿命实际上有所下降），2016 年时的百岁老人数量不到 1.5 万，而男性和女性的预期寿命分别为 79.2 岁和 82.9 岁。过去，无论男女，退休后都可以期待再活几年，而现在，几年变成了 15 年或 20 年，几乎是平均寿命的 1/4。有一种观点认为，当生命中剩余预期寿命低于 15 年时，应该重新定义老年，使之与"预期年龄"相匹配。60 岁（从即将 60 岁的人的角度而言）的意义与过去不一样了，70 岁勉强可以算老年。

但是，尽管预期寿命比过去长很多，而且无论如何衡量，老年已经成为我们生命饼状图中很大的一部分，我们却似乎还没有习惯它，接受它，或找到适应它的方法。这就像面对某些最后剩下来的东西，无论是个人还是整个社会，都不知道该怎么办。在美国，领取养老金的群体中，贫困人口占比超过 20%（澳大利亚的这一比例高达 35%），许多美国人生活在对退休后返贫的恐惧之中。在英国，大约有 170 万领取养老金的人生活困顿，1/4 的老年家庭住在破旧的房子里。而且，最近一项调查显示，超过 3/4 的老年人感到孤独，75 岁以上的老年人中有 2/5 的人表示，陪伴他们的主要是电视。

对于一些人而言（有钱、健康、有家人和朋友、生活顺心的人），老年可以是一段非常幸福的时光。而对另一些人来说，老年可怕而凄凉，是漫长生命的痛苦结束。我们如何为额外的岁月提供资金支持？我们如何才能更好地照顾那些有健康问题的老人？我们如何才能重新平衡社会，让每个人——年轻人、中年人、老年人和高龄老人——都能过上有意义的生活，生机勃勃？什么时候变老才不会让人觉得有点丢脸和失败，让人感到羞耻？

几年前，我在一家大型百货商场里买东西，商场快关门了，我却找不到想买的东西。商场里很闷热，我感觉有些疲惫，心情烦躁，十分不适。正当我匆匆走过过道时，一个女人急匆匆朝我走来。她比我高大很多，骨瘦如柴，看上去很痛苦，茫然不知所措。当我走近时，发现她的衬衫扣子扣错了。我抬起一只手，避免被她撞上，她也举起一只手，不安地朝我微笑。我停下脚步。她也停了下来。我们怀着怜悯的心情互相对视。我突然觉得很窘迫，那一刻我意识到这个女人就是我自己。我正看着镜子里的自己。通常，我们看到自己的影像并不会大惊小怪。然而此时此刻，我感到猝不及防，我的自我形象变得支离破碎，四散在我周围。我与别人眼中的自己面面相觑。

我有那么疲惫和混乱吗？我有那么老吗？镜子里的那个女人不是我。她绝不会是我。

当我坐在地铁里时，那一刻的情景又浮现在我脑海中。此时是早晨，地铁里人很多，没有空位。我站在过道上，戴上耳机，开始播放音乐，屏蔽周围的一切。

突然，一个彬彬有礼的年轻人从座位上站起来。他示意我坐过去。

我惊讶地看着他。我环顾四周站着的其他乘客，他们中肯定有很多人比我年纪大。那个满头白发、满脸皱纹的女人：她一定比我年长 10 岁。也许，他指的是她。可是，不，他是在给我让座。

我摇摇头，谢谢他，同时告诉他我下一站就要下车——其实并非如此，但我当然不得不这么做。我面红耳赤，觉得很荒谬。下一趟地铁同样很拥挤，于是我面朝外站在门口，这样就没人会注意到我，然后好心地给我让座。

我和一个与我年纪相仿的朋友聊起这段经历（我们会彼此交换一些中年受辱的故事作为安慰），她说就是这样，天哪，就是这样，最近也有人给她让座，当时她非常激动，一坐下去就哭了起来。和我一样，她坚持认为当时还有很多比她大好几岁甚至是几十岁的人站着。

他们的年纪可能并不比她大，就像我当时所在车厢里的那个头发花白的女人可能并不比我大一样。但我们通常并不认为自己已经人到中年，尽管我们知道自己已经是中年人，或者说已经老了，尽管我们知道事实就是如此。[西蒙娜·德·波伏瓦（Simone de Beauvoir）在《论老年》（*Old Age*）一书中写道，老年人更倾向于说"他们"而非"我们"。[4]]镜子里的人让人震惊。早晨醒来，镜子里的人脸出现在我们面前，我们从未想过自己会变成这样。他仿佛从遥远的未来惊恐地注视着我们，我们还没做好准备，那个未来就已到来。我为什么如此介意一个彬彬有礼的陌生人把我看作一个年长的女人？毕竟，我就是上了年纪的女人。我抗拒或不完全相信自己变老的原因是什么？我并不想让自己看起来比实际年龄年轻。我没有掩饰我的皱纹（虽然我明知抗皱面霜没用，但还是买了）。很多时候，我喜欢我的脸上有岁月的痕迹，它们就像我的人生地图。（或者说某种程度上我喜欢，我说我喜欢，我想要这样。然而，有时我会在镜子前审视自己：眼睛下方生出眼袋，嘴巴两侧有深深的法令纹，周围还有许多细纹，让我看上去就像是被缝起来的一样；牙齿残缺不全，皮肤变薄失去弹性。这时我会感觉有点焦虑和沮丧。）我永远不会整容。虽然在网页上查找关于我的资料时，相关时间轴最后停留在 1958 年，我也永远不会隐瞒自己的年龄，我总是对自己已经度过这么长的时间感到些许惊讶。我早就习惯这样一个事实：我的孩子们现在走路比我快，游泳比我快，骑车比我快，思维比我快……随着我逐渐变老，我常常觉得被人当成隐形人是一种馈赠，而不是侮辱。然而，当一个年轻人主动为我让座时，当我在镜子里看见自己时，变老似乎仍然是一个分类错误。

最近，在荷兰的一场图书签售活动上，两个和我差不多年纪的荷兰人来到我面前。他们递给我一本薄薄的精装笔记本，微笑着看着我打开它。笔记本里全是我们三个人 39 年前的照片：我们或是坐在火车上，或是在寒风凛冽的日子驾着小船航行，或是一边大笑一边给汽车换轮胎。在其中一张照片中，我们和一群人一起庆祝一个朋友结束大学期末考试。那时我才 20 岁。

我看起来喝得很醉，手里还拿着瓶香槟，无忧无虑，非常快乐，也非常年轻。我站在书店里，凝视着这些过去的照片和面前的两个陌生人，他们原来是我失去联系很久的朋友，我几乎无法表达内心复杂的情绪：惊讶、高兴、悲伤和难以置信同时涌上心头，我们已经变成了满脸皱纹的已婚中年人，有了自己的孩子、工作、汽车和房子。那一刻，过去似乎比现在更强大、更真实。

我们都饱受"时间眩晕症"（temporal vertigo）⁵之苦，它吸收了我们所有的时间。之前提到的那个躺在医院病床上的老妇人的旁边，摆放着她很久以前在海滩上的欢乐留影，她同时拥有了年老的自己和年轻的自己，以及两者之间的一切。我们自认为很年轻，因为从某种意义上说，我们的确仍然很年轻。年老的我们就像一个新鲜人，让人感到陌生，我们不得不与他一起生活，但和他在一起会让我们感到不舒服，有时还会感到痛苦。我们的心需要时间来适应变化，这种感觉就像电影中的跳剪。你明明还年轻，人生才刚开始，对未来充满渴望和希望，突然之间就人到中年：镜子里映出一张爬满皱纹的松弛的脸，愤怒而惊恐地注视着你。我们很容易理解年轻是什么感觉，因为每个人都曾年轻过，并且在内心深处仍然年轻，而让年轻人（甚至是老年人）想象自己变老却很困难，因为我们都在远处倒拿着望远镜观望变老的人。这么做不仅很困难，还会令人不安，甚至是惊惧。我永远不会变成那样。

我回想起大约一年前和我的代理人聊天的情景（其实就是聊有关这本书的创作想法）。我们坐在她的房间里，我坐在沙发上，觉得沙发有点矮，而且太软了，于是，我向后仰靠，有点要躺平的感觉。那天很热，我也感觉浑身燥热（更年期症状，我很想脱掉大部分衣服，尤其是鞋子和袜子，但我没有这么做）。后来，我想从我的自行车车筐里找一些之前打印出来的东西，可是车筐很大，装了很多乱七八糟的东西，而且我又找不到我的眼镜——其实它就在我的脖子上晃来晃去。我终于找到眼镜，想要戴上的时候，它又跟我的自行车钥匙和项链缠在了一起。我当时用一根丝带把自行车钥匙挂在脖子上，就好像给自己挂了个钩子。我觉得自己被困住了，束手无策，而且打扮得很寒酸，很没面子。我抬起头，看向我的代理人，她很年轻，面部皮肤光洁，关切地看着我翻来找去。

大约 20 年前，我参加了 J.G. 林克斯*关于威尼斯权威指南的再版发布会，他的这本指南于 1973 年首次出版。当时林克斯已经去世，他的遗孀玛丽·勒琴斯（Mary Lutyens）还在世。我对她有所了解：她是素食主义者、宽容的信徒、旅行家、小说家、艺术史学者和杰出的传记作家。她还是神智学者，一度是神秘主义者，她崇拜甘地，强烈批评英国对印度的统治，曾创作克里希那穆提的传记。她天资聪颖，自由奔放，美丽动人，充满好奇心。那次发布会时，她好像是 88 岁，迷人的脸庞爬满了皱纹。她坐在轮椅上，一群人簇拥着她，就像河水裹着一块石头。来

宾都得弯下腰来和她说话。他们说话的声音很大（我不知道她是否耳背，我想他们也不知道），慢慢地吐出一个个单词，好像她现在很难理解别人的话，或是他们说的不是同一种语言。我还记得当时她脸上的表情——一种极其愤怒的表情。

差不多同一时间，我为《观察家报》采访了 P.L. 特拉弗斯（P. L. Travers）——她创作了著名的《玛丽·波平斯》（*Mary Poppins*）系列。她显然已经走到生命尽头。她的脸上满是被时间蹂躏的痕迹。她几乎已经无法行走（她告诉我，她的目标就是走到路边的第一根灯柱旁，但我认为她从来没有达成这一目标），她说话也有困难，费尽全力才能挤出一个词，她说的每一个词不仅耗费心力，还十分珍贵。我从来没有遇到过年纪和她一样大的老人：当时我觉得她似乎来自另一个时代，是往昔辉煌的遗迹，对她怀有一种敬畏之情。她知道自己将不久于人世，虽然性格内敛，内心敏感，高傲又孤僻，却还是痛苦而缓慢地向我回忆起她的生活和人生哲学。当我离开的时候，觉得自己只触及她神秘生活的皮毛。那天晚上，她打电话给我，用她那苍老低沉的声音断断续续地告诉我，她每晚都抱着枕头哭诉自己的秘密，没有人知道她的内心深处在想什么。这次见面后不久，我就听说了她去世的消息。我一直没有忘记她：她让我窥见了人类心灵的神秘莫测，并向我展示——我其实不需要他人向我展示这一点，对此我深有体会——人的年龄越大，内心也越神秘莫测。他们凝聚起全部的自我。她的身体残旧不堪，痛苦难耐，她已无法将其拖到路边的第一根灯柱旁，她的心思则无人能猜透。她就这样把丰富的过去隐藏在这样的身体和心思之中。

我的母亲年事已高，双目几乎失明，并且多次中风，但她并不气馁，反而神采奕奕，站在她身旁，你就能感到一阵温暖。我和她待在一起时，人们有时候会拍着她的手叫她"亲爱的"或"甜心"，好像她变回了小孩子。而当我的父亲躺在楼下房间的床上时，我发现自己也会叫他"甜心""乖宝贝"或"亲爱的"，好像他是婴儿，我是哄着他的母亲。我的父亲曾经是那么保守、那么威严的一个人。

［雷蒙德·塔利斯（Raymond Tallis），一位哲学家、诗人、小说家、文化评论家和人文主义者，是"尊严死"（Dignity in Dying）组织的赞助人，也是专攻老年病学的退休医生，各方面的表现都很杰出。他告诉我，如果有人叫他"乖宝贝"，他很可能会控制不住"杀了他"。他非常聪明，也很有人情味，内心敏感细腻。他还在曼彻斯特的医院当医生时，就坚持要求工作人员正常称呼病人"夫人""先生""女士"或"博士"，绝不能称呼他们"亲爱的"或"宝贝"，或是幼儿化的集体代词，比如，询问病人："我们今天过得怎么样啊？"这看起来似乎是件小事，可是，我们使用的语言能潜移默化地影响我们对待他人的态度。礼貌而正式地称呼他人，可以避免对他人的物化、贬低，甚至是无意识的嘲笑。］

变老的过程不仅会让虚荣心受挫，也会让自我痛苦，因为它给"我们之前所面对的所有事物带来了内在和外在不同秩序之间的矛盾"。[6]

蒙田将老年形容为"特别恩惠"和"特权"。[7]但是，在将李尔王写去荒野上狂怒，陷入疯狂，而后获得一种全新的启示性理智之前，莎士比亚笔下的老年角色几乎无一例外都是自负、乏味或软弱的形象，充当着喜剧插曲或跑龙套的傻瓜的角色。狄更斯则通常把老年角色置于阴暗的角落。他们是守财奴和疯子，出于纯粹的愤怒而自发燃烧，或是矫揉造作的人和异常圣洁的人，所有的欲望和躁动不安都从他们身上散发出来。在电影里，老年角色大多缺席或充当配角。在小说和现实生活中，一般规律则是，人越老，就越不引人注意。当他们引起他人注意时，就算有可能讨人喜欢，通常也都会被认为有点古怪。

变老被视为逐渐亏缺和失去的过程。衰老的感觉会引发恐惧、厌恶和某种抗拒。"求求你，求求你，不要总是谈论老年问题，我亲爱的老朋友。你让我感觉毛骨悚然！"诗人伊丽莎白·毕肖普（Elizabeth Bishop）曾在给诗人朋友罗伯特·洛威尔（Robert Lowell）的信中这样写道，她还补充道："我真希望奥登（Auden）在生命的最后几年没有一直谈论这个话题，我也希望你不要这么做。"[8]"毛骨悚然"——一种不合时宜的感觉，一种极其可耻的感觉，与不可避免的衰老完全没有任何交集。

雷蒙德·塔利斯对我说，在健康的年轻人看来，"无论是可接触到的世界范围，可获得的资源，还是可发现的思想共鸣，一切都尽在掌握"。青春给我们带来"活力"[9]和"富足"[10]。一切都是机会问题，你有资格获得一切。我年轻的时候，觉得发生的一切无论多么令人不快，无论多么令人伤心，都是形成自我的有机组成部分。拒绝、离婚、失败、羞辱，生活中所有的挫折和意外都只是表明：我的人生仍在建设中，它们不过是一些建筑材料。而现在，我开始觉得，我那东拼西凑、东倒西歪的房子已经基本建成，我必须住在里面，即使它砖瓦不牢，窗户嘎吱作响，并不是我的梦想家园。最后只能住在自己亲手建造的这样的房子里，我不能责怪他人，只能埋怨自己。在不远的将来，我抬起手就能"够到生命的天花板"。[11]

"衰老的故事就是我们自己的故事，"阿图·葛文德写道，"看看牙齿就知道。"[12]没错，看看眼睛、手、膝盖、听力和心脏。看看皮肤——年轻的时候，它光滑又有弹性，与我们相得益彰，让我们保持完整。可是随着年龄的增长，它会下垂，长皱纹，捏一下也不会再弹回去。我们不能再理直气壮地享受我们的身体，它一再让我们失望。它会背叛我们。随着时间的磨损和生活的侵蚀，我们的身体会像复杂系统一样"逐渐随机"失灵。变老似乎意味着"有些事不太对劲"。[13]看看杂志上针对老年人的广告：缓泻剂和治疗大小便失禁的辅助药，楼梯升降机，步入式浴室，滋补品和止痛药……我们极力避免衰老：购买抗皱面霜，相信牙医能够恢复我们的亮白笑容，让时光倒流，即使为此动刀子也在所不惜。我们普遍认为，别人的衰老是可怕的，我们自己的衰老则是不可接受的，这种观念根深蒂固，以致衰老几乎被视为一种疾病。

《纽约客》(*The New Yorker*)特约撰稿人塔德·弗兰德(Tad Friend)曾在该杂志上发表一篇有关硅谷追求永生的文章，他讽刺地将衰老形容为"所有事物突然出现缓慢而灾难性的功能失调。我们的线粒体爆裂，内分泌系统衰退，脱氧核糖核酸断裂，我们的视力、听力和体力减弱，大脑变糊涂，我们日渐衰弱，奋力挣扎，最终以失败告终"。[14]

正是由于这些原因，著名肿瘤学家、生物伦理学家、美国进步中心高级研究员和作家伊齐基尔·伊曼纽尔（Ezekiel Emanuel）表示，75岁以后，他会做好随时死去的准备，或者如他于2014年发表在《大西洋月刊》（The Atlantic）上的一篇有争议的文章中所解释的那样，他不想再为活下去而苦苦挣扎。文章配图中的他看起来精力充沛，十分健康，他详细阐述了自己决定尊重生命发展的自然规律的原因。作为一名医生，伊曼纽尔见过太多人不惜一切代价延续生命，即使身体已经变得破败不堪，令人痛苦不已。人们吞下各种药物，身体连接各种机器，接受手术治疗，忍受实验性疗法，在生命的最后几个月或几年里饱受痛苦、希望和绝望的折磨。不过，伊曼纽尔并不是简单地表示自己完全不想延续生命，而是说到了某个特定年龄——75岁——才会放弃努力。届时，他已经活到自己的理想年龄，将不再接受任何形式的医疗。发表这篇文章时他年近60岁，身体健康，精神矍铄，事业有成，他写道：

> 我很清楚自己的处境。毫无疑问，死亡是一种损失……但是，活得太久也是一种损失。即使我们中的许多人不会因为活得太久而身有残疾，也会变得步履蹒跚，日渐衰弱，

这种状态可能不比死亡糟糕，但无疑也剥夺了生而为人的乐趣。它会剥夺我们的创造力和为工作、社会及世界做贡献的能力，还会改变人们对我们的观感、与我们的联系方式，最重要的是，它会改变人们记住我们的方式。

伊曼纽尔还以自己 77 岁的父亲（比他自己定下的顺其自然年龄线大 2 岁）举例说明："突然之间，曾经极度活跃的伊曼纽尔走路、说话和感觉都开始变慢。现在，他还能游泳，看报纸，在电话里数落他的孩子们，仍旧和我母亲住在他们自己的家里。但一切似乎都变得很缓慢……没人会说他的生活充满活力。"（需要说明的是，正在经历生活降级的老伊曼纽尔明确表示他很快乐，我也觉得他的生活还不错。）伊曼纽尔还担心"我们活得太久，会给后代带来真正的情感负担……除非遭受过父母的严重虐待，否则没有哪个孩子希望自己的父母死去。无论孩子多大年龄，父母的死亡对他们来说都是巨大的损失。它会给生活砸出一个无法填补的巨大的洞。但是，父母也会给大多数孩子带来巨大的阴影"。他希望自己在孩子记忆中的形象是："积极活跃，专心致志，生气勃勃，精明热情，风趣温暖，富有爱心，而不是弯腰驼背，行动迟缓，健忘重复，不停询问'他刚说什么？'我们希望人们记住我们是独立的人，而不是负担。"他还表示，75 岁以后，"如果我不得不忍受疼痛或其他身体缺陷，我只会接受姑息治疗，而不是积极治疗"。[15]

这种做法无疑是肯定活跃充沛的生命拥有巨大价值，衰老缓慢的生命毫无价值。当他谈论老年的衰弱时，实际上谈论的是权力：不仅仅是世俗意义上的重要权力，还是雷蒙德·塔利斯在谈到世界"尽在掌握"时所唤起的权力。他本人身强体壮（他写这篇文章时刚登上了乞力马扎罗山），在他看来，身处事业巅峰，身边还有家人、朋友和同事环绕，无论从哪个层面而言，他的生活都可谓一帆风顺。他就像那些想象中的人物一样，身处错综复杂的关系网之中，指尖放射出无数电流。整个世界的电流注入他们体内，又从他们指尖流出，如此奇妙，如此生机勃勃，如此活力四射，一切尽在掌握。

我第一次读到这篇文章是在我父亲去世前不久，当时我眼睁睁地看着我爱的人落于他人之后。当时，我震惊于这篇文章中隐藏的理性。三年后的今天，我为它那坚定的确定性感到不安。文中缺少了对脆弱的描述。人总要依赖他人，这不是弱点，而是生存的必要条件。我们生时无助，死时亦无助，于生死之间则是在不断地给予和接受，互相怜悯，互相帮助。"身体老化。身体准备迎接死亡。没有任何时间理论能给予喘息之机。死亡和时间永结同盟。"[16]

死亡和时间：不受控制的加速衰老破坏了叙事进程。衰老讲述的是身体的故事。对老年的偏见源于对衰老的恐惧。（小时候，奶奶来我家时，我很怕看到她的裸体。如果她在浴室，即使关着门，一想到她在里面，以及她松弛身体上的褶皱，我就会感到恶心。）可是，我们不应该认为老年是病态，或是一种可以治愈的疾病。衰老是我们自身的一部分，我们并非永恒不变，我们一直在朝着生命终点生长，而老年是赋予生命必要边界和形状的一部分。意识到变化和死亡，会让人感到眩晕和难以忍受，但同时也会赋予我们自我和生命的意义。正是这种生长和衰败的模式使我们的存在变得可以忍受（尽管这可能让人感觉难以忍受）。生命之所以有意义，正是因为它是一个完整过程。它会开始，它会结束，万物有始就必然有终。我们只有知道自我会变老，会死亡，才能感觉到自我。

当我亲爱的朋友尼克（Nick）年老体衰时，我会对他说："照顾好自己。"他则会瞪着我说："我当然不会。"

如果生命是场冒险，老年也许需要最大的勇气和耐力。

"照顾好自己。"我对我的母亲说。

她已经 80 多岁，在结婚 61 年后成了一名寡妇。她生性活泼、外向、极具魅力，但在我父亲去世后的一年里，她沉默得令人心疼。她像一团几乎快被悲伤和孤独熄灭的火焰。然而，她后来控制住自己，重新投入生活，现在看来，她当时是付出了巨大的努力。父亲一直代表着我们的家：他们认识时她才 20 岁，直到他去世，他们从未分开过。丧夫之痛让她对生活感到不安。为了学习法语，她去了国外生活；当了一辈子音盲后，她开始上唱歌课；她还养成了一种令人不安的习惯——下山时（闭着眼）从山路中间往下跑，只因为她喜欢风吹在脸上的感觉，喜欢这种自由自在的感觉（以及感受意外之喜）。她对我们的警告置若罔闻，既引起我们的警觉，也让我们感到高兴。她能自己爬梯子。

她能去安哥拉看望我姐姐。当我最近问她，如果我邀请她和我一起去攀登珠穆朗玛峰，她会不会接受时，她答道："会！"她说这话时神采奕奕，好像我说的是真的似的。她还想学水肺潜水。她的冒险冲动是一种自我保护，也是她的生活方式。

她对我说："人老了，一定要坚强。"也许是："人老了，才能坚强。"我认为这两句话都有道理。

但无论是强者还是弱者，是聪明人还是笨人，只有变老才是真老。对于我们其他人而言，老年是我们正在奔赴的陌生世界，足够幸运才能迎接它的到来。

第 **3** 章

大脑、心智和自我

意识的奇迹——虚空的夜晚，窗户突然晃开，眼前一
片阳光明媚。[1]

"哪不对劲。"父亲对我说完这句话就再也说不出别的话了。
我坐在他的床边，低头盯着他没系鞋带的鞋子，回应道："我不
知道哪不对劲。哪不对劲？"

该怎么回答这样的问题？没什么不对劲？（哪都不对劲。）
你迫不及待想消除疑虑：你会没事的。（你不会有事。）

或者，这么说：你的大脑不对劲。你得了复杂的大脑疾病。
没有治愈方法。

"你想拿着它吗？"

我点头。房间里很亮，也很凉，到处都是不锈钢台面，巨

大的冰箱和冷柜在低鸣，架子上摆放着装有液体的白色塑料桶和特百惠罐子，里面漂浮着人体碎片。这个房间看起来就像一间食堂，只是没有烤箱。

我捧着大脑。它比我想象的更重、更软：一团浅白的胶状物。这团毫无生气的软东西曾经是某个自我的载体。它包含大约860亿个神经元，一个糖粒大小的点就包含大约1万个神经元，每个神经元又连接着大约1万个其他神经元。它们积极地消耗着能量，赋予我们生命和意义，拥有巨大的可塑性、关联性和活性，即使在我们睡觉的时候也从不休息。它们就是以身体为电池的永动奇迹。

大脑通常被比作核桃，莎士比亚笔下的"果壳"*。它看起来像一个胎儿，或是两个紧握的拳头。它看起来还像一团黏糊糊的不带血的内脏，层层叠叠卷在一起。看到它，很难不联想到某种食物。当史蒂夫·金特尔曼举起一把长刀，将大脑一分为二（此时两名穿着纸袍的旁观者匆匆离开房间），它看起来像一颗花椰菜的横截面，但质地却像午餐肉或豆腐。

史蒂夫·金特尔曼小心翼翼地将大脑切成薄片，并将它们并排放置在台面上。

这是左脑，那是右脑。这是海马体，因其卷曲的形状而得名，负责储存长期记忆，以及对物体和人的记忆。这些洞并不是真

---

* 莎士比亚在戏剧《哈姆雷特》中使用了"in a nutshell"这个短语，意为"简而言之"。——译者注

正的洞（没有什么洞会吞噬我们的记忆），而是会缩小，从而使脑室变大。脑干最下端是延髓，非常重要，控制着非自主功能（如呼吸、血压）。然后还有小脑，负责平衡和自主功能（如阅读、写作）。这里还有脑桥，它是连接大脑上下部的桥梁。那个看起来有点像白色蝌蚪的胶状物就是嗅神经。这边还有杏仁核，负责记忆情绪，尤其是恐惧情绪。这里负责饥饿，那里控制欲望，这里负责说话，那里装着空间意识。这里有音乐、想象力、直觉、创造力和洞察力。那里有推理、逻辑、分析思维能力。这里，有损伤。看。叶片状斑点。还有这里。

这是衰退。

史蒂夫·金特尔曼（名字正确）*是帝国理工学院医学系神经病理学教授，也是一名大脑侦探。他致力于寻找疾病、萎缩、空洞、硬化、边缘系统的白色病变和淀粉样蛋白沉积。我问他，解剖大脑时是否有过异样的感觉——我绞尽脑汁想找到一个合适的词来形容，却没能找到——因为大脑会告诉我们有关身份的信息，因为身为人类的所有紧迫任务，所有的绝望、焦虑、欲望、恐惧、爱和喜悦，都储存在这团血肉之中，所以感到异样。

他笑着摇摇头。他没有任何信仰——如果你日复一日地对大脑进行切片，不停剖开各种执行功能、情景记忆，恐怕很难

---

* 原名为 Steve Gentleman，其姓 Gentleman 在英文中有先生、绅士的意思。——译者注

对什么产生信仰——但他对大脑难以估量的复杂微妙性和可塑性，以及持续的神秘性，充满好奇。因为，毕竟，我们不是只有大脑：大脑在身体里，是身体的一部分，属于一个庞大的组织。大脑的可能性无穷无尽。

阿尔茨海默病会导致神经细胞死亡和大脑组织缺失。大脑异常包括 β-淀粉样蛋白斑块、tau 蛋白缠结、细胞之间失去联系以及炎症等。同时还有大脑皮层萎缩和脑室变大。随着时间的推移，大脑会急剧萎缩，最终影响大脑的各个区域。不过，解剖一些大脑时会发现，虽然被解剖者已经被确诊患有阿尔茨海默病，大脑却未显示任何患病迹象，而有些被解剖者虽然没有认知障碍表现，大脑却严重受损。肉眼可见的大脑退化与一个人的行为、感觉和交流方式之间未必有直接联系，这是因为大脑是在一个相互连接的网络中生活和工作。观察大脑并不能告诉我们有关大脑的所有信息：大脑并不是独立存在，大脑存在于拥有特定生活的身体之中。史蒂夫·金特尔曼研究的一部分是将其观察到的大脑与之所属的男性或女性的生活方式进行比较，以期找出某种模式，用于解释为什么有些人会迅速被阿尔茨海默病摧毁，而有些人则能承受更长时间的折磨。运动、饮食、地理环境、职业、情绪和人际关系状态等因素，都可能影响一个人对大脑中层层叠叠、错综复杂的迷宫中所发生情况的反应。

解剖台上的大脑没有活力，就是一团毫无生气的米色物体，但通过活的大脑的神经图像，可以看到活跃的连接，以及各种神奇、神秘之处。功能性磁共振成像通过检测与血液流动相关的变化来记录大脑活动。这些既能显示静态，又能展示动态的图像就像北极光、珊瑚礁或开花的树，千变万化。看着这些色彩斑斓的图案，仿佛看着沉浸在爱、恐惧、嫉妒与希望之中的大脑。但大脑扫描图像并不是直接记录大脑活动的照片，它们展示着大脑中最努力工作的区域。这有点像从直升机上俯瞰纽约市，可以看见人群是如何在街道上穿行：你能看见人们在不同时间段的活动，以及对不同事件的反应，但你并不知道在纽约生活是什么感觉。大脑不反映心智。

尽管如此，因失智症而受损的大脑图像仍然令人沮丧：绚丽的色彩中夹杂着死灰色的斑块。

"我不喜欢'失智症'这个词。"

我在马丁·罗瑟（Martin Rossor）教授的家里见到了他，他家有从地板一直通到天花板的落地窗，可以俯瞰伦敦的女王广场。罗瑟教授是英国国家健康研究所失智症研究中心主任、女王广场失智症生物医学研究小组组长，以及英国国家神经内科和神经外科医院临床神经病学教授、神经科顾问医生。他身材瘦削修长，头发花白，十分聪明，为人彬彬有礼，平易近人。和我交谈时，实事求是，言辞恳切。

"'失智症'包罗万象。它很强大，但对临床医生和科学家没有任何帮助。它只代表着认知障碍非常严重，会严重影响患者的各个方面。"大脑并没有"统一的"崩溃，而是"孤岛式崩溃"。

失智症是一种综合征。它是大脑因疾病而导致的一系列记忆、沟通和思维受损的症状，是一系列影响大脑的进行性疾病的总称。正如马丁·罗瑟极力强调的那样，失智症有多种形式，所以这种疾病有多重指征。阿尔茨海默病是人们最熟悉的一种失智症，失智症患者中半数以上都患有这种病。这是一种神经退行性疾病，会无情地蔓延整个大脑：各种缠结和黏块堆积成斑块，过去这被认为是导致大脑功能障碍的罪魁祸首，但现在，科学家认为它们可能更像火灾后的灰烬。阿尔茨海默病会随着时间的推移逐渐发展，与记忆力丧失、注意力分散、思维混乱和日常生活技能下降密切相关。血管性失智症、额颞叶失智症和路易体失智症等其他失智症，都有不同的起因和影响。比如，血管性失智症通常是在人中风后，向大脑输送血液的动脉阻塞时发生。额颞叶失智症则会影响行为和性格，有时会导致去抑制 *、不恰当的社会行为、焦虑、紧张，甚至精神错乱。除此之外，失智症还可能引发抑郁症等其他心理健康问题，而这类问题很容易被忽视。

即使是某种特定形式的失智症，也存在巨大的表现差异。马丁·罗瑟以阿尔茨海默病举例说明：它通常表现为情景记忆的丧失，并威胁到自我意识，这种自我意识来源于你对十几二十年前的你和今天的你之间的连续性感觉。然而，有一种形式的阿尔茨海默病，其患者的记忆在很大程度上得到保留，但

---

* 大脑物理性损伤后的常见症状，病患编辑或管理即刻冲动反应的能力减弱。——译者注

视觉处理能力却会受到损害。色彩模糊其边界，事物似乎彻底颠倒，你无法定位物体，像只无头苍蝇一样乱飞。患者常常以为自己正倾斜站立，或是将小水坑看成一个洞；或是站在自动扶梯的顶端，眼前事物却变成倾泻而下的瀑布；还有的会伸手去抓实际上相隔几米外的把手。"我有个朋友患有失智症，他会紧紧抓住身边的东西：这不是人们认为的阻抗行为，而是他觉得自己就要摔倒。"

很多令人眼花缭乱的认知障碍都被归为"失智症"，部分原因是记忆的种类太多，就像史蒂夫·金特尔曼用他的刀尖向我们展示的那样。（我曾在一本书中读到，最新数据显示，人有256种记忆。[2]）罗瑟教授以语义记忆为例进行说明：额颞叶失智是一种"可怕的退行性疾病"，患者会失去对"事物的意义"的记忆。皮克病性失智症则会导致语言记忆的丧失。

"假设你有语言语义记忆障碍。你记得自己穿过广场，来到这里，也记得我看书时戴眼镜。可是，如果我问你我戴的是什么眼镜，你就完全不明白我在说什么。"这种不理解会不断蔓延，直到你"对人类语言或任何语言的输出都不理解"，而且随着意义的持续流失，你的同理心也会逐渐消失。

有些人虽然失去视觉语义的记忆，但仍然"理解'眼镜'这个词，可是，当他们看见眼镜时，却又完全不知道那是什么。他们知道牙刷是什么，却可能会用牙膏管来清洁牙齿。他们的世界正选择性地围绕意义变得支离破碎"。

功能丧失的范围可以很大，也可以很精确：例如，有一种失智症可以导致病感失认症，患上这种失智症的皮质性失明患者会相信自己能看见东西。

我问马丁·罗瑟是否认为失智症会让一个人完全失去自我，他沉思片刻答道："等所有同理心都消失了，也许就是那时候吧。"

我问他是否害怕得失智症。面对见证过失智症破坏力的谈话对象，我都会问这个问题。他犹豫了一会儿才回答说不怕，而且看起来有点惊讶自己会给出这样的答案。

我还问他对失智症患者的预立遗嘱有什么看法。预立遗嘱（advance directives）是一种法律文件，说明如果一个人在因为疾病或丧失相关能力而不能为自己做出任何决定的情况下，应该采取哪些救助措施。他点了点头，皱着眉道："我怎么能对未来的自己发号施令呢？"

"死亡很可怕，但我们都逃不过一死。面对生命的最后几年：你想如何度过？是希望活得跟从前一样，还是失去自我浑浑噩噩度日？身体健康的时候，谁会把自己的孩子当成自己的兄弟姐妹呢？我的人生是一个乐于思考的人的一生。那样的人才是我。如果这一切结束了，我的身体也应该结束……这就是我们为什么要立生前预嘱（living wills）的原因。"

我坐在荷兰乌得勒支（Utrecht）一栋高大迷人的老房子里，房子的屋顶是人字形的，到处摆放着鲜花，每一间镶着木隔板的房间里都摆满了书，阳光从高高的窗户透进来。杰勒德·德·弗里斯（Gerard de Vries）和保利娜·塔雷霍斯特（Pauline Terreehorst）告诉我，他们决定在生前预嘱中指定对方在必要情况下向医生确认，一旦其在生前预嘱中指定的情况出现，他们希望有尊严地死去。保利娜曾经是一名报纸记者和专栏作家，现在则是一家艺术剧院的著名导演。杰勒德是一位杰出的哲学家，最近刚退休，他曾在海牙为荷兰政府提供咨询服务。他们谈论起为自己的未来做好的安排时，字斟句酌，表现得冷静平和。在荷兰，自 2002 年以来，医生可以在遵守"应有护理"（due care）的法律规定前提下，对那些忍受着难以忍受的痛苦且没有恢复机会的病人实施辅助死亡。此外，医生必须确定病人要求安乐死是出于自愿且经过深思熟虑。人们越来越认识到，精神上的痛苦和身体上的痛苦一样令人难以忍受。

当然，这是个有争议的话题，很多人认为这会导致对老年人的谋杀，尤其是考虑到自愿问题。失智症患者如何能够自主决定结束自己的生命？

杰勒德却坚定地表示："没有任何不明确的地方。在失智症晚期，'深思熟虑的自愿决定'的概念毫无用处。因此，应该在失智症发展到晚期之前，在被诊断为阿尔茨海默病直至发展到丧失心智的这段时间里，就明确表达希望有尊严地死去的愿望。"

"我确定，应该是非常确定我想这么做，"保利娜补充道，"无论何时，我们的人生是充满各种思想的一生。一旦思想消失，我们的人生也不复存在。"

我们聊了一整晚，一开始坐在他们家的客厅聊，后来去厨房吃了顿晚餐（锡纸烤鱼，包裹得就像小礼物），他们互相聊着有关生命终结的话题，捕捉各种线索，纠正任何不准确的表述。他们都害怕失去正常活动能力、年老时身有残疾，之所以会这样，部分是因为他们的个人经历非常不同。杰勒德的父亲没有得失智症，却遭遇了严重的中风。

"他躺在那里，说不出话来，但他用非语言的方式明确地发出了想离开这个世界的信号。医生提供了姑息治疗，让他离开了人世。"

他的母亲比他的父亲多活了很多年，在她生命的最后岁月里，她住进了一家养老院，得到悉心照料，经常有人去探望她，但她的世界越来越小，杰勒德说道，某一刻，她一定在想："我们就到这儿了吧。"在她 93 岁生日的前两周，她得了肺炎，她表示不想再接受治疗。

"她没有沮丧，头脑还很清醒。她对我们这些孩子说：她相信自己已经走到生命尽头，现在只是坐着等待死亡。接受她的决定很难，但我没有尝试让她改变主意。她很勇敢。她到死还掌握着自己的生活。"

她有道别——她让保利娜好好照顾她的儿子杰勒德，然后溘然长逝。

杰勒德的父母决定了自己什么时候死去。保利娜的父母却没有。她谈到他们时，情绪十分激动。时间并没有抚平记忆的伤痛。

尽管小时候保利娜很喜欢父亲，父亲也很爱她，但父母离婚后，保利娜和父亲的关系变得很复杂。她的父亲65岁时开始表现出失智症症状。他开始忘记一些小事，但生活还能应付得过去。他的失智症一点点加重。他在养老院度过了最后的六七年，那所养老院"很糟糕"，他在那里和另一位老人合住一间房。

"他几乎一无所有，"保利娜回忆道，"他的床边只有几张照片。他就像——"说到这，她停顿了一下，"一株植物。是的，我会这么说。他躺在床上，什么也做不了。他的妻子来看他，我们也去看他。那是一家基督教养老院。有些养老院会允许他主动死去，但在那里，生命无比神圣。他一直被照料到去世。"

保利娜的母亲还活着，她其实就住在离保利娜家步行几分钟的地方。此时，我们坐在保利娜的家里，就着夜色小酌。她大约在10年前患上失智症，当时大家都误以为她只是受到了婚姻的打击。她的第三任丈夫此前不幸中风，并因此性情大变。他无法应付保利娜母亲的病情，受不了她的健忘。他们在一起的最后几年充满了不愉快的争吵，他们的生活纠缠在一起，变得混乱不堪。保利娜的母亲曾是安乐死联盟的一员，一直坚持希望在失智症控制她之前死去。但在被失智症完全控制之前选择死亡的机会很渺茫：她错过了这个机会，现在她深深陷入了失智症的深渊之中。

"她就像个活死人，"保利娜说道，"很久以前，我就失去了她。我对她说话，她没有任何反应。有时候，她笑起来或是说话的语气不太对劲的时候，我又能看到我们20年前的样子。这时你能填补那些空白和记忆。然后，她又恢复到老样子。你总是要对过去的她说再见。"

杰勒德表示："想到要像保利娜的父母那样结束自己的生命，我就很害怕。我们知道已经到了必须面对这些问题的年纪。"

我深受触动，也感到不安。现在的自己正为未来的自己做决定，可是，如果未来的自己不同意呢？当他们迎来那个预想中的丧失各种功能、衰弱不堪的时刻，可是却感到很满足，不想死了，又该怎么办呢？

他们点了点头。杰勒德解释道："这是自我的预先承诺，就像国家有宪法一样。"

我问道："所以，如果未来的你表示还想活下去，该怎么办？"

"如果到时候杰勒德能够表达想继续活下去的意愿，没有医生会对他实施安乐死。我们现在讨论的是，我们需要在从确诊到阿尔茨海默病发展到晚期的有限时间段内做出决定，"保利娜平静回应道，"到那时，我会帮助他，让他想起过去的自己。如果我们放弃这个机会，到阿尔茨海默病晚期，我们能选择的就只有拒绝治疗了。因为杰勒德已经指定我做他的代理人，我将向医生指出，这种情况下，这么做是他——以前的他——所希望的。"

"可是，"我继续问道，"可是，你能做到吗？"

杰勒德答道："我以奥德修斯和塞壬为例说服了她。奥德修斯的水手们把他绑在桅杆上，他告诉他们，不论他怎么喊叫，如何恳求他们放了他，他们都不能照做。"

他们一脸温和地看着我。

"我们必须深爱着对方才能做到这一点。"保利娜说道。这让我想起最近一个朋友对我说，她做不到主动结束失智症晚期的母亲的生命，因为她们的关系很危险，一言难尽，她不够爱母亲，没法杀掉她。

保利娜和杰勒德选择在同一天各自写下声明，陈述他们基本一致的想法，他们还和医生讨论了他们的声明。他们每年都会向医生重新确认其想法。他们已经指定对方为其第一顺位代理人，保利娜的女儿和杰勒德的儿子则为其第二顺位代理人。

杰勒德坦言，写声明是为了减轻孩子们的负担："这不是他们的决定，你是在为他们卸下做出痛苦决定的负担，不然他们将不得不做决定。"他表示，关键在于他决定在某些情况下不再活下去。他正在请求保利娜满足他的愿望，他也是在请求医生。"这是个请求。"

他们平静而严肃地谈论着自己想要的死亡方式，非常确信到了某一时刻，生命就"圆满充实"了：你越过一条线，那条线不是将生死分隔开的线，而是将自我与自我认知分隔开的线。"身份认同不是你的内在核心，我们所谓的'身份认同'（identity）是我们的行为、决定、个人生活和职业生活联合作用的结果，而不是它们的来源。一个人的'自我'就是一张社会关系网，是一个人的所有附着物。认为身份认同是我们内在的东西，不过是基督教传统的一部分。我们都知道，随着年龄的增长，各种关系网都会缩小。如果它们缩小到一定程度，你的生活就不再有意义。"

在《一个医生的自白》（Admissions）这本书中，神经外科医生亨利·马什（Henry Marsh）以讽刺而哀伤的笔调描述了他的行医生涯。开篇他就坦言，自己在家里准备了自杀包，预备着被诊断出失智症时使用。他认为自己是"由无数信息组成的转瞬即逝的电化学流"[3]，他的工作不断迫使他面对由于大脑损伤而产生的性格变化。他想在这一切发生在自己身上之前死去。

雨果·克劳斯（Hugo Claus）是比利时最著名的作家之一，以小说《比利时的哀愁》（The Sorrow of Belgium）及其对比利时的刻薄描述而闻名。他在年近 80 岁的时候被诊断出患有阿尔茨海默病。2008 年 3 月 19 日，他在安特卫普（Antwerp）的米德尔海姆医院（Middelheim Hospital）接受了安乐死，成功选择了自己的死亡时间和地点。他的朋友们表示，他想带着尊严和骄傲离开这个世界。"他在适当的时间离开了我们，就像一颗闪亮的巨大恒星，赶在坍缩成恒星级黑洞之前消逝。"

2014 年 5 月 20 日，康奈尔大学年逾 60 岁的心理学教授桑迪·贝姆（Sandy Bem）在精心准备了一番之后，结束了自己的生命。她的身份认同与其思考和写作能力紧密联系在一起，确诊患有阿尔茨海默病让她十分恐惧，因为她可能会被这种疾病"掏空"，失去记忆或身份认同感。她也痛恨面对疾病无能为力的感觉："她想在死前尽可能多地享受理智和情感的快乐，但也确定自己不会等待太久。她需要全身心投入到自己的生活中，这样才能结束这一切。"想要肉体和自我意识同时死亡是件极其困难的事，她曾经发誓要在失去理智之前结束自己的生命。她用日记记录自己病情恶化的过程，她和仍然保持好友关系的前夫以及她的孩子们交流，把自己的决定告诉他们。她在日记里用醒目的黑体字写道："我想要的是按照自己制定的时间表、以我自己选择的非暴力方式死去。"

她阅读很多书籍，希望找到温和的死亡方式，她不断重申希望主动结束自己生命的决定。她当了祖母，这带给她很大的快乐，她还花很多时间和前夫待在一起。她逐渐衰弱，自杀窗口逐渐关闭，不久，她就将无法做出结束自己生命的决定。这时，她选择了一个月份——5月，冬天已经过去，世界将再次变得美丽——以及一个日期：20日，星期二。她在厨房的挂历上标记出自己的死期。她的病情迅速恶化：有一次，她问她的姐姐，刚才和她们在一起的那个女人是谁。而她口中的那个女人是她的女儿。在她离世前两天，家人为她举办了一次派对，派对上充满对她人生的回忆。（"我真的做过这个？"她会开心地提问。）5月20日星期二，按照她所计划的那样，她用酒送服了自己选择的药。当时她的前夫坐在她身旁，她很快陷入沉睡。她的家人被召集到她身旁，他们看着她停止呼吸。[4]

精神病学家保罗·沃尔夫森（Paul Wolfson）则是独自结束了自己的生命。他被诊断出患有一种罕见的早发型失智症，疾病会破坏他的思考和说话能力。当时他60岁，与第二任妻子洛尔·温德穆特（Lore Windemuth）婚姻幸福，同时还有两个年幼的孩子。短短几个月的时间里，他和妻子记录下他们关于他的疾病、他缓慢而无情的身体衰弱过程及其被彻底改变的未来的讨论。他害怕接受护理照料，也厌恶一直待在家里，这样他的两个年幼的孩子会看到他"大小便"，以及一个看护"控制着"他。他预见到那样的时刻——那一刻将迅速到来——届时，他不认识他的孩子们，不关心他们和他的妻子，"只关心我自己……这一点也不好，不是吗？"于是，他在 61 岁时结束了自己的生命。他深思熟虑后才选择这么做。那天，他的妻子带孩子们出去玩了一天，回来时他已经死了。他身旁的桌子上放着一张他父母的照片。他在她的床头柜上留下一束鲜花和一片安定药。他就这样以一种充满慷慨的爱的方式，离开了他所爱的人。

长期以来，我一直认为，对于许多人而言，尤其是那些患有失智症的人来说，生命的延续时间已经超过其应有的长度，对患者和照顾他们的人来说已经变成残酷的负担。我们应该能更好地选择什么时候离开人世。然而，面对杰勒德和保利娜的冷静的确定和理性、桑迪·贝姆和保罗·沃尔夫森的果断，我不由得想起瘦小迷人的特里萨·克拉克（Theresa Clarke），她患有失智症，渴望最大限度地过好生活，拥有一种近乎狂热的彻底的乐观主义精神。

我第一次见到她是在伦敦希思罗机场。我的火车晚点，因此迟到了。当我匆忙赶到到达层时，一个满头银发的小个子女人向我奔来，她身后背着个包，眼睛闪闪发光，一只手高高举起，表情融合强烈的兴奋和担忧，极度兴奋。我向她抬手致意，她急停下来，哈哈大笑起来，然后一把抱住我。她独自一人从安特里姆（Antrim）飞来参加一个关于失智症的会议，并且要在会上发言，会议就在第二天举行。我身材已经很娇小，可还是比她高大。我完全被她征服：她的勇气和决心，她想要沉浸于生活的方式，她拒绝放弃自己或害怕。

特里萨是一个爱尔兰工人的女儿，在 13 个孩子中排行第 11，在"社会大学"接受的教育。虽然她的父亲在她 4 岁时就去世了，她对父亲的记忆仍然十分清晰。她小时候会跑着去迎接下班回家的父亲，"他会把我放在肩膀上，一起回家"。父亲死后，家里一贫如洗。她的母亲在一家军工厂当清洁工。虽然过去这么多年，她谈起母亲时仍然带着强烈的保护欲。但特里萨记忆中的童年"充满乐趣"。如果母亲有多余的"毛币"（硬币），她就会带他们去海边玩一天，或是坐有轨电车去福尔斯路（Falls Road）的尽头吃顿三明治。她记得自己对一切都充满好奇：她是个"假小子"，会踢足球。男孩们会去她家问："泰茜可以和我们一起踢足球吗？"她对我回忆起这些，我能想象出她是怎样的小孩：身体结实，活泼好动，对生命充满渴望。

她一直想当护士，一直想去旅行："一个新国家，一份新工作，一群新的人——我一直在寻找。"她做过精神科护士和助产士（"最光荣的工作"），她曾在塞浦路斯、澳大利亚、加拿大北极地区和美国生活。她喜欢露营和远足。她在印度一个修行的地方生活了 7 年。"我渴望自由。我订过两次婚——大家都希望你结婚。但我很高兴守住了我的自由。我是一只自由的鸟。"她还参与各种社会正义项目（"为自己，也为他人"），写诗，她有点嬉皮，也有点神秘。在我看来，特里萨是一个热衷于经历的女人，总是昂首挺胸，无所畏惧（就像《仲夏夜之梦》中海伦娜对赫米娅说的那样，"她虽然瘦小，但很厉害"）。她的母亲曾说她有一颗"狮子般的心"。

十年前，特里萨·克拉克结束了流浪生活。她回到北爱尔兰，和爱犬一起在格伦斯（Glens）度过了几年快乐的时光。发现心脏出问题后，她搬到了安特里姆。2010 年，她被诊断患有失智症。但在此之前，她早已有所察觉。"哦，是的！"她激动地说道，"我正好知道那是什么。我知道我正在忘记一些事情。我知道我的思维方式出错了。我的狗也知道。当我犯错时，它会看着我——它对我的不同错误会流露出不同的表情，我总能理解它的意思。嗯，好吧：不论你发现自己出了什么问题，你都得勇敢面对。"

她知道她开始弄不明白一些事情了，而且这种糊涂的情况会越来越严重。她会在一句话说到一半的时候突然停下来，茫然凝视，等待那种陌生感消退，然后问："我在哪儿？会回来的，会回来的。"她经常用"类似的东西"这个短语来掩饰这种空白。我经常给她打电话，每次她都会用略显惊讶的大笑向我致意，并且说着几乎相同的话："尼奇，你去哪儿了？我还以为你从地球上消失了呢。"

她感觉到这里生病了——她用手掌根敲了敲脑袋。"脑力正在耗尽，有东西在消失。乱七八糟的，我太累了。"但是这里——她拍了拍自己的胸脯，仿佛通往她心灵的门可以敞开——她还是她自己。"这里，此时此刻，我还是我。"

我去安特里姆看望她时，在她的布告板上看到了许多提醒和劝诫的话，其中有这么一句："你不只是这具身体，你不只是这些心智。"（其他的还包括："关掉电器！""你做得很好，继续保持。""记得吃药。""尼奇周五来。"）她会进行"行走冥想"，在她的迷你客厅和花园里一边散步，一边对自己说："我很平静，我在微笑。现在是美妙的时刻。"她的坚持给我留下深刻印象，也让我感到不安：我不知道她是否固执地紧紧抓住生命的恩赐这一信念不愿放手，她所谓的快乐是否真的是她应对绝望的方法。我不知道。

在这次会议上，特里萨痛陈失智症患者的常见遭遇，指出人们对待他们的态度，就好像他们的生命不再属于他们自己一样。"我们仍然可以为社会、家庭和世界做出贡献。"她急速说道。她说起话来，仿佛急于在语无伦次之前把话说完。"但要实现这一点，我们需要成为关于失智症的对话的一部分：不只是像谈论某个物体一样谈论它，而是要和它交流。"当天晚些时候，她参加了与该领域几位主要发言人的圆桌讨论，她全程面带笑容，虽然身材娇小，却表现得骄傲又坚定，十分清楚自己在圆桌讨论中的作用。

杰勒德和保利娜认为，自我存在于一个丰富而复杂的联系和关系网中，活着就是对自己的生活进行叙述，有可以回忆和借鉴的过去，也有可以预测和展望的未来。在他们看来，身份认同包括自我意识、记忆、语言、理性，以及所有那些因失智症而逐渐消失的东西。但对特里萨而言，自我"不仅仅是我的大脑，或是我的记忆，更不仅仅是我的经历。我在这里，活在当下，完整无缺"。她意识到她的世界正在萎缩，活动范围正在缩小：曾经，她环游世界，追随自己的探索精神，去了恒河源头。曾经，她读书写诗。现在，她栖身的小屋就是她的整个世界。她的过去在她身后消失，她白天所做的一切都被遗忘。她的未来变得不可知，她的生活结构已不复存在。但她表示："但我仍能产生共鸣。就在当下，现在。"

我和肖恩经常讨论如果我们患上失智症该怎么办。在看到我父亲的遭遇后，这不再是一个抽象问题，而是一个紧迫的实际问题。我们要选择死亡时间吗？长期以来，我们都支持绝症患者有权选择死亡，而失智症就是一种绝症。终有一天，失智症患者不会再与之共存，而是拖着病体死去，成为一个死人。当然，问题是这一天总是来得太早——在你准备好离开人世却仍有能力做出决定之前——或太迟。登机口已经关闭，我们要如何为未来未知的自我做决定？

让我惊讶的是，虽然我们都想陪伴和照顾对方，或者说我们都认为我们会这么做——后一种情况完全是另一回事，但我们都不希望接受他人照顾，任由他人好心地摆布，成为他人怜悯和厌恶的对象。除此之外，我们谈论那些存在于受条件限制的未来可能出现的自我的方式也让我感到惊讶，我们会将那些自我视为可怕的陌生人。我们可能觉得童年时的自我与青少年时期的自我完全不同，那个自我似乎和现在的自我毫无联系，只是通过记忆和记忆为我们创造的故事保存下来。但这种自我感觉上又是延续的。对雷蒙德·塔利斯来说，"既是这样，又不是这样。比如，我仍然觉得自己要为1970年当实习医生时犯的错负责。确切地说是1970年3月8日犯的错。我相信那是同一个人犯的错。身体和精神都有延续性"。

我们依附于过去的自己，因为那是过去的自己，过去的自己仍然存在于我们的内心。当下的自我包含所有不同版本的无限变化的我们——每时每刻，每一个现在，无可计量的经验碎片在自我的复杂构成中堆积起来。童年的我，笨拙的少女，被爱情俘虏的年轻母亲，三四十岁的女人，她们都已成为过去，时间的长河奔流不息，但她们都是造就我的一部分。她们在我的身体里，一直对我的年龄、皱纹、我所做的蠢事和犯下的错误感到困惑不解。我们无法逃离彼此。

但未来的自我是无可估量的不断变化的可能性。谈论未来的我只会令人困惑。不久前，我上传了一张自己的照片到一个可以模拟未来长相的应用程序上，它的运行原理和法医科学家推测失踪儿童现时长相的原理相同。一个女人的脸出现在屏幕上：一张令人厌恶的洋葱一样的小脸，五官夹在皱纹中几乎无法分辨，嘴角紧抿，似乎刚刚笑过，但看起来更像是满含恶意。不，那不是我。我拒绝成为那个刻薄的老太婆。我会变成和她不一样的老太婆。

自我是什么？自我将在哪里终结？它会以死亡终结吗？或者，在某些情况下——心智被失智症撕碎的情况下——它会在死亡到来之前就终结吗？

极具影响力的功利主义哲学家彼得·辛格（Peter Singer）曾列出"人格"的一系列指标："自我意识、自我控制、对未来的感觉、对过去的感觉、与他人交往的能力、对人的关心、沟通能力和好奇心。"[5] 这是一个残酷的列表，将许多不具备这些"人格"的人排除在外。在一个高度重视理性、能动性、记忆和工具价值的社会，失智症患者的价值被低估了或完全被忽视，这反过来可能意味着他们不再受到充满爱、尊重或尊严的对待。如果我们失去对自我的感觉——赋予我们同一性的自我意识，我们是否也失去了自我、我们的价值以及我们活着的理由？

一名为失智症患者的权利和价值奔走的充满热情的拥护者写道："重要的既不是我思，也不是故，而是我在*——我是。"[6] 他认为，由于我们的文化越来越强调自主、理性和自我控制，失智症患者在个体和集体两个层面上都被剥夺了做人的尊严和尊重，因此导致"被社会抛弃的人、不受欢迎的人、边缘化的人和受压迫的人"[7] 被排除在外。随着时间的推移，失智症患者会持续衰弱，毫无防备之力，力不从心，很容易成为受害者。在他们漫长生命的尽头，在他们最需要帮助的时候，他们无法

---

* 原文为拉丁文 Cogito ergo sum。——译者注

为自己发声。我们的道德承诺应该针对弱势群体：他们也是我们这个小小星球上的人类同胞。

什么时候该说再见离开派对？有没有那么一个时间点，到了那一刻，我们就不再是我们自己，而变成了"地狱的一块小碎片"？

在父亲生命的最后几个月里，失智症从四面八方无情地攻击着他。他已经没有办法保卫自己。我过去常说他已经失去一切，但这种说法太简单概括。从某种神秘的角度看，他并没有失去自我。在约翰·杰勒德的内心深处，一直存在一个约翰·杰勒德。当人们（我）试图用一些隐喻来描述失智症患者的情况时，并没有找到什么合适的说法。我的父亲不像一艘失了锚漂向大海的船，或者不仅仅是这样的形象。他也不像一处景观，被风吹得支离破碎，也不像被轰炸过的城市、被拆除的房子、被洗乱的扑克牌、掉在地上的玻璃杯或是被撕碎的手稿。

有哪不对劲。我不知道哪不对劲。哪不对劲？

一种复杂的脑部疾病，无法治愈……

他像一个极度无助和困惑的人，任由这个世界摆布。

第 **4** 章

记忆和遗忘

所有一切都在我的身体里，在我巨大的记忆回廊里。天空、大地和海洋都在里面，都在等待着我的召唤……在这里，我也遇见了我自己。[1]

我的父亲可能有些健忘，但他过去很擅长记东西：光速、战争日期、元素周期表、植物的拉丁名、野花的英文名、人体骨骼、数学方程和化学公式、整首长诗、国旗颜色以及首都城市……然后，他开始忘记，他一生苦心积累的东西开始逐渐消失。

我父亲是什么时候得的失智症？我们不知道。我们永远也无法指出那个危险的时刻：就是那个时候。就像雾气不知不觉悄然开始渗透，直到雾号＊响起，突然无数黑影从笼罩的黑暗中向你逼近。你以为你会察觉，但你通常都不会察觉。然后，你就变得无能为力。

我想知道父亲是什么时候开始被失智症困扰，那不引人注目的记忆滑坡，仿佛有风从他的船帆中漏出来。我肯定我的母亲比我们早察觉到这一情况。但是他呢？他在什么时候听到了雾号响起？他害怕吗？他伤心吗？

"没有记忆的人生根本不是人生。"² 没有记忆，事物就无法相互联系，一个人的人生叙事就会崩溃，自我之墙也会倒塌。没有记忆，你就会在无助的现在时中漂流，"世界从你身边滑过，不留一丝痕迹"。³ 没有记忆，我们怎么去爱，怎么建立各种关系，怎么感同身受，怎么去计划、想象或预期，怎么追踪自己的过往，怎么脚踏实地？记忆是思考之前的思想，认知之前的知识。记忆是编辑我们生活的方式，是一种将不同的自我连接成一个有机整体的方式。它不是思考的工具，而是一种思考行为。记忆是一种谎言，一种创造，另一种真实。它具有集体性，同时又非常个人化。它与死亡交战。

失去记忆的恐惧就是失去积极自我的恐惧：它将我们松散地维系在一起，形成我们在生活中建立起来的形象。拥有和制造记忆，使我们能够成为自己生活的叙述者（通常是不准确的、自欺欺人的或被误导的）。记忆将我们与过去联系在一起，并将

＊ 放置在灯塔处，采用气、电雾笛发出音响信息的助航标志。——译者注

我们投向未来。它们将我们与他人联系在一起，将错综复杂的内在自我与丰富的外部世界连接起来。但记忆的巨大回廊可能会坍塌，坠入黑暗之中。记忆还在那里，仿佛不安的鬼魂？还是已经被抹去？正如萨莉·马格努森＊在讲述其母亲患上失智症的开创性著作中提出的问题：记忆去了哪里？记忆究竟是什么？

2017 年夏天，我和母亲再次来到我们曾住过的那栋房子，我在那里度过了人生最初的 19 年时光。这是我很久以来一直想做的事。每次去看望母亲，我都会开车经过这栋房子。隔着树丛瞥见它，我的心就怦怦直跳：那是我的过去，那个半隐半现的地方藏着我的年少时光。我和兄弟姐妹们都是在这栋房子里长大的。那栋房子里保留着我们的童年，我们在那里长大，成为现在的我们。我对那个地方记忆犹新，如此生动，如此明媚，色彩斑斓，满含深情。那不仅仅是一个家，更是承载自我的地方，一个充满纯真的地方。

我和母亲一起走过房子门口的车道，按响门铃。他们让我们进去了。

我们离开这里已经 40 年了，这栋房子变化很大。一些墙被拆掉，又砌了另一些墙。有些房间被重新布置，打通连在一起。有些树被砍掉，有些树长得很高。我们的记忆不可避免地固化成形，它们可能更多地与我们想如何记住那些时光有关，而不

＊ 萨莉·马格努森（Sally Magnusson），英国广播记者、电视节目主持人和作家，主持的节目包括英国广播公司苏格兰分台《苏格兰报道》等。——译者注

是与现实相关。我们俩走进房里，环顾四周，等待着发生点什么。

突然，在楼梯的拐角处，过去的一切向我涌来，这种感觉如此强烈，仿佛不是记忆，而是回到了过去，我变回年少时候的我，那种渴望和悲伤的感觉压得我几乎喘不过气来。从前的一切又回来了：前门那些红黑相间的瓷砖，嵌入砂岩里的食物储藏室，房子旁边的玉米地——过去我常和兄弟姐妹一起去那里玩，我又一次站在那里，努力跟上他们，裸露在外的腿被划破了，眼睛里装满蓝天白云。我还依稀看见我们的狗，它叫坎迪（Candy），是一只眼神忧郁的金毛寻回犬。此时此刻，房子里全是鬼魂。我的母亲站在卧室的窗前，这里曾经是她和父亲的卧室。她望向窗外的花园，泪水从她近乎失明的眼睛里流出来，顺着苍老而迷人的脸庞流下。有些记忆是肌肉记忆。很多行为是自愿的——我们四处寻找记忆，就像打开大脑里的一个个抽屉，努力回忆过去。但在这栋房子里，记忆不由自主地吞没一切，感觉更像回到过去，而不是回忆过去。我们身处长期记忆储存的"永久仓库"[4]中，过去的事情变得更加生动。这些闪回的记忆，就像天空中的闪电，能突然照亮隐藏的风景，击中每一个人：它们是礼物，是伤害，看似随机而生，实则由香豌豆的气味、一段音乐或光线透过树木的方式触发。我们又看见过去的自己，熟悉得不能再熟悉，却又几乎是陌生人。它们一直躲在哪里呢？

有时候，我会因为想到父亲而回忆起他的一些事。我努力想看清他的脸，回忆他说过的话，把他从死亡中召唤回来。有时候他会突然回到我身边——当我看到鸟儿飞到我们的鸟食架上时（他总是把食物残渣收集起来，放在外面喂北长尾山雀和燕雀）。当我看到野花时（他知道所有野花的名字，还想教我也记住，但我只记住了几种野花的名字）。当划蝽从池塘或沟渠表面掠过时。当我在岩石潭边，像个爱幻想的男孩一样往石头缝里看时，他仿佛突然出现在我身旁。当我仰望繁星点点的夜空，却不知道星座的名字时（但他知道）。或是当我走在杂草丛生的小路上，会想起他是如何不紧不慢地把乱窜的藤蔓扎好，方便后来者走路。飞蛾用粉扑扑的翅膀敲击着窗户（他会小心翼翼地把它们抓在手心里）。蜜蜂（他为它们修建栖息地，鼓励它们飞进花园）。篝火。一个特定的手势。远处的一个人影（不是他）。咯咯的笑声。他就在那里，没人发现，他又活过来了。

在他健忘的那些年，出于自我保护，我的父亲会收集关于他的故事。他经常回顾那些故事，它们就是他的"安全屋"。但他并没有迷失其中：他熟悉周围的环境，思维敏捷，把握十足。因为反复行走，他脚下的路变得平坦，没有什么东西可以绊倒他或伏击他，角落里没有阴影或坑洞让他掉进去。他可以从任何入口进入他的记忆，四处游荡，触摸熟悉的东西，再次看见它们，闻到松树、蘑菇、篝火、新鲜的油漆和大海的味道，听到老朋友的声音。他的神情会放松下来，看起来更年轻。他想起自己在战争期间被疏散，在乡间跋涉；想起芬兰以及他在那里享受过的桑拿浴；想起他被派往埃及服兵役；想起他上大学的日子。他还想起无忧无虑的青春岁月，那时候一切才刚开始，在年轻时的照片里，他身材瘦削，朝气蓬勃，充满热情。但患上失智症后，记忆之门开始一点点关闭。他讲故事的时候变得结结巴巴。在"安全屋"里，他能进去的地方越来越少，最后，他已回不去任何地方。他脚下的地面没有移动，也没有渗水。可是，再也没有安全的地方。

我们把记忆想象成一个保护和储存东西的地方：一个图书馆，一间档案室，一个柜子，一块可以随时留下或擦去记录的蜡板，一个档案柜，一台电脑……[5]事物被"烙印"或"刻印"在我们的记忆中。尝试回忆一些事情就像在我们的思想阁楼里翻找东西，在布满灰尘的角落里寻找那件难以发现的东西：我们把它放哪了？"要是这能成为你的记忆就好了。一间宽敞的房间。阳光从宽大的窗户照射进来。一切都干净有序。你的记忆经过细致更新，沿着墙壁排列成行。"[6]

但记忆是"一种活动，而不是一个保险库……是一个过程，而不是一个地方"：记忆存储在大脑的不同部位，记忆是同步的，"像管弦乐队"一样协同工作。[7]弗吉尼亚·伍尔夫（Virginia Woolf）把记忆比作"一个反复无常的女裁缝"，拿着针"穿进穿出，穿上穿下，四处穿引"，各种经历就这样被巧妙而复杂地穿连在一起。[8]记忆并不会比上一次被想起的时间更久远。"没有什么'只读'文件。"[9]记住某些东西就是创造一些新东西——它发生在现在时，因此，在记忆的过程中，旧的自我被重新创造，仿佛不断修改的人生草稿。主观性是记忆的本质。记忆容易出错，脆弱而具象,同时又富有想象力、灵活性、创造力和再创造性。它们是我们讲述给他人和自己的故事,是我们认识长期存在的自我的方式。

记忆总是被遗忘支配。如果把记忆比作图书馆或橱柜,遗忘就是有漏洞的筛子,它是"负号","存在于记忆之中,就像面团中的酵母"。[10] 我们必须遗忘,否则我们会因为超负荷而变得疯狂,这一点已经被大约 60 个人证实,他们都拥有所谓的"超级自传体记忆"(highly superior autobiographical memory,简称 HSAM)。[11] 他们能清楚地记住自己人生中的大部分日子,就像我们大多数人能清楚记住最近发生的事一样。他们可以告诉你 30 年前的某一天他们参加了某次考试,或是告诉你那天的天气如何,他们和他们的所有朋友当时都穿着什么样的衣服。他们能记住某种气味、感觉、情绪……一名拥有超级自传体记忆的中年女性还能回忆起小时候母亲对她说过的话,并且重新感受到多年前的愤怒。

记忆需要它的"垃圾堆"。[12] 最近的研究表明,睡眠紊乱和认知障碍之间相互关联。我们拥有一个夜间清洁系统(类淋巴系统),它可以清除一种叫作 β - 淀粉样蛋白的蛋白质,这种蛋白质积累成斑块,导致阿尔茨海默病和失智症。睡眠期间,脑脊液流经神经元之间的空间,将蛋白质和其他神经废物冲进循环系统并带走。这是慢性失眠会导致失智症的风险因素之一。另一个风险因素是,在深度睡眠期间,脑电波幅度较大,波动缓慢,脆弱的新记忆痕迹被强化为更为持久的长期存储形式。

最初在海马体中编码的记忆被转移到大脑的其他区域，就像清理掉石板上的记录一样。

人体的复杂和聪明程度超乎想象。它"知道"记忆的重量或回忆的堆积是一种无法承受的负担。它知道我们需要记住，但也需要遗忘。有时候，当记忆汹涌而来，就像我和母亲去参观我们的老房子时那样，你会感觉它像某种诅咒。强烈的记忆会伤害我们，我们需要从这种损伤中恢复。它不太像回忆，回忆是对以往事件的一种冷静的自愿思考，而它更像是来自内心的伏击，猛地抓住我们，把我们拖回我们以为已经消失或逃离的过去。记忆也是一种创伤，忘记过去就是失去我们对失去的记忆。如果说爱和记忆紧密相连，那么悲伤也和记忆密不可分。而爱、悲伤和失去可以摧毁我们。

我母亲曾经讲过一个她的童年故事——她在一次家庭聚会上讲述了这个故事，这是她收集的众多逸事中的一个，经过了精心修饰。1941年"二战"期间，她跟她的母亲和哥哥一起从巴勒斯坦撤离。那时她才9岁。他们乘坐的轮船"乔治克号"（Georgic）在苏伊士湾遭到轰炸，他们幸运地逃上一艘救生艇，"乔治克号"则慢慢沉入海中。母亲会告诉我们，有个年轻力壮的水手抱起她，越过船舷把她抛到救生艇上。当他们安全登陆时，有人大叫说找到了谁的手提包。他们都是带着所有财产离开巴勒斯坦的，于是他们急切地走过去看那是谁的包。那当然是我母亲的玩具包，里面没有任何财物。

这就是母亲的小故事。我从来没有认真思考过这个简单的家庭小故事有什么其他含义。直到几年前，她突然开始说起另一段回忆：轰炸造成大量石油泄漏到海面，海水燃烧起来。有人掉进海里，也跟着烧起来，很多人高声呼救。这些人中有她认识的人，他们曾经是她的邻居和朋友，她在火光中辨认出了他们。但是，救生艇已经严重超员，他们只能从这些人身旁划过。她之前回忆那个小故事不过是为了屏蔽这个可怕的故事，那个手提包只是抵御恐惧的脆弱盾牌，已经保护了她很长时间，直到她上了年纪，再也用不着了。我们都有各自精心修饰并讲述的故事，我们都有这种屏蔽记忆。但它们可能只是抵御洪水的脆弱防线：我母亲的故事已经不能再保护她免受将近 80 年前发生的事情的伤害。现在她想起了她试图忘记的事情，她梦见了那些人从火海中向她伸出手求救。

记忆赋予我们自我意识、自我叙事和同一性。遗忘让我们保持理智。而失智症会打破我们所保留和放弃的记忆之间的微妙平衡。遥远的过去如洪水般汹涌而来，无遮无拦，伴随着或快乐或痛苦的新鲜感，而最近的过去则随之破碎、消失。昨天被黑暗吞噬，60 年前的事情却历历在目。我父亲十分幸运，他最常想起的是在芬兰的桑拿浴和无忧无虑的大学时光。我见到的那个躺在医院病床上的老妇人则大声叫喊着："不，不，请不要这样。老师，不要。就到那儿。"——她没有那么幸运。

失去记忆力并非像失去一个坏了的工具那么简单——你可以看看工具，确认它是坏的，但针对失去记忆力的情况，你本身就是工具，你本身就是"坏掉"的过程——遗忘抹去了遗忘的痕迹。尽管在聚会的夜晚有警报响起，你却没有注意到雾气降临。在你尚未察觉的时候，一些事物就已消失，遗忘在不经意间发生，你没发现你没有发现它们。在这悄无声息的消失之中，隐藏着一种特殊的恐惧，仿佛一架犁犁过自我。

我在一个政府网站上看到这样的提醒：如果你难以记住最近发生的事情，忘记朋友和日常物品的名字，说话语无伦次，不能回忆起看到或听到的事情，思考或推理有困难，有时会感到焦虑、抑郁或愤怒，在熟悉的出行途中迷路，经常感到困惑……你应该寻求他人的意见和帮助。

当我完全想不起一周前看过的电影时；当我在书架上发现一盒酸奶，在冰箱里看见薯片时；当我记得手表掉在了家里的某个地方，让全家人帮我找手表，而几个小时后却发现它就戴在我的手腕上，只不过被长长的衣袖遮住时；当我三次在网上买了同一件衬衫时；当我小心翼翼地把研磨好的咖啡倒入洗碗机的洗涤剂仓时；当我上楼去找东西却不知道要找什么时；当我指着膳魔师牌保温杯却叫它特百惠牌时；当我明明知道回家的路却找不到路时；当我打开门，却有那么可怕的一刹那，认不出那张熟悉的面孔时；当我照镜子发现穿反了衬衫，并且只戴了一只耳环时；当我找不到刚才还推着的超市手推车时；当我不记得我把车停在哪里时；当我的梦渗透到生活中，我无法分辨梦境与现实时；当我看到人们在我说话时交换眼神，意识到我在重复自己的话时；当我突然意识到我莫名失去了对周围发生的事情的控制力时，我知道我的帆开始漏风了。

健忘是衰老过程的自然组成部分，它什么时候开始变得比以往更加不祥呢？我们怎么知道什么时候应该开始担心这个问题？雾号什么时候会响起？

当我和苏贝·班纳吉（Sube Barnerjee）说起我的中年健忘总是激起我对失智症的恐惧时，他苦笑着说："啊，是的，令人不安的健康状况。"他是老年精神病学家，也是布莱顿和萨塞克斯医学院（Brighton and Sussex Medical School）的失智症教授和副院长，曾担任英国卫生部失智症高级专业顾问。他精力充沛，能言善辩，积极乐观。他的研究重点是失智症患者的生活质量。"我叫我的孩子桑迪（Sandy），而这其实是我的狗的名字，这就是令人不安的健康状况。人的生活可能会被恐惧毒害。"

克劳迪娅·瓦尔德（Claudia Wald）博士是肯辛顿-切尔西和威斯敏斯特记忆服务中心的精神科顾问医生，该中心为有记忆障碍的人提供失智症评估和诊断，并持续提供相关支持服务。这种依照美国模式建立的记忆问题诊所，于20世纪80年代早期开始在英国各地兴起。她坐在舒适的房间里，阳光从窗户洒进来。她身材高大，为人坦率，声音让人感到安心，整个人让人感觉值得信赖。

她说："像你这样年纪的人，会开始害怕记忆衰退。随着年龄的增长，人们会努力思考和记住一些东西。"很多健忘和年龄相关，而非健康问题。随着年龄的增长，我们都会开始健忘，这是衰老过程正常、自然的组成部分。失智症并不是自然现象，它是一种疾病。不过，这中间也存在一个灰色地带，一种充满不确定性和令人不安的状态，那就是当健忘变得严重，如许多失智症患者所说的那样，有些事情似乎"不太对劲"。

在其诊断工作中，克劳迪娅·瓦尔德正在寻找相关行为变化。最初的评估工作几乎总是在问诊人家中进行，家里的气氛更轻松，更自然，而且可以从其居住环境（房子的状态、冰箱的情况）获得比较多的信息。她会详细记录问诊人的病史，只有在无法确定诊断的情况下才使用扫描检查。"我试图了解这个人是什么样的人。我在寻找变化。"她必须评估是哪部分记忆受到影响：长期记忆？语言？（语言中心紧挨着记忆中心。）她表示："大量语言在流失。"接着她又补充道："这种事总有一天会发生在我们身上。"回忆起名字？长相？根据她的诊断标准，至少要有两方面的能力明显受损（比如语言和记忆，或是记忆和行为，或是记忆和方向感），她才会做出正式诊断。

当人们不可避免地衰老，却还没有被确诊失智症的时候，会走过一片轻度认知功能障碍的沼泽地带，这是一个过渡阶段，一些人将其视为自然健忘的病态化，而另一些人则将其视为针对未来问题的善意提醒。疾病和正常之间没有什么科学界限，我们可以划出界限，但它们的确切位置则有赖于评估性判断。克劳迪娅·瓦尔德提出了自己的疑问："这是一片灰色地带。在这片灰色地带中，什么程度的治疗才算合适？人不断衰老，怎样才算'正常'？"

她经常发现情况发生变化，生命的支柱不断被抽走：夫妻中那个一直照顾有认知功能衰退问题伴侣的人去世了，问诊人进了医院，摔断一条腿，或是搬了家。"这些事情可能让之前隐藏的困境暴露出来。"她还表示，抑郁症"可能是一种前兆和风险因素"，而且很难治疗。"衰老过程中会有巨大的损失：失去伴侣、家庭、朋友、工作和健康，以及无尽的孤独感和对死亡的恐惧。"

　　所有这些都意味着诊断往往不是很直接，而且通常是亲戚或看护人最先注意到这种变化，因为我怎么知道我在日渐衰弱呢？

　　身材瘦削、一脸愁容的威廉·尤特莫伦，成了失智症造成的自我迷失的伟大记录者之一，他不知道自己的衰弱，或者即使他知道，还是选择了回避。他和妻子帕特里夏住在伦敦一套可以俯瞰运河的公寓里，屋子里摆满了书和画，两人都在家里工作，他选择了带天窗的阁楼作为工作室。此时，我和帕特里夏一起坐在公寓里，她即将度过90岁生日，但她还在教艺术课，而且能说会道，精力充沛，思维敏捷。公寓里的每一面墙上都挂着她丈夫的画作，他们俩在画中俯视着我。此刻我面前的那张桌子，就是画中的他俩身前的那张桌子。

　　她温柔而坦诚地说起她的丈夫：他如何追求她（她之前结过婚，嫁给了一个她深爱的男人，所以一开始她很抗拒他的追求）；他们一直没有孩子，某种程度上说，她扮演着他的母亲的角色；他如何一直没能得到他所期望的认可。他是观念性绘画盛行时期的具象画家，在 20 世纪 60 年代早期取得了一些成功，但经过 1969 年的一次展览，他被评论家彻底摧毁了。他被"摧毁"了，帕特里夏坦言，也许他从未完全从创伤中恢复过来，尽管支持尤特莫伦的法国艺术史学家认为他在 20 世纪 80 年代晚期已经开始恢复活力。

20 世纪 90 年代早期，他变得越来越焦虑，此时距离他正式被确诊阿尔茨海默病还有几年时间。"他一直很焦虑，"他的妻子告诉我，"但他变得越来越焦虑，越来越沉默寡言。"同一时期，他开始创作"对话片段"系列作品。法国精神分析学家帕特里斯·波利尼（Patrice Polini）认为，这一系列画作的诞生是出于"定义他的存在参照和捕捉他所熟悉的环境"的需要，并表现"面对逐渐消失的记忆和迷失方向时的紧迫感"。[13]《梅达韦尔》（*Maida Vale*）、《雪》（*Snow*）、《床》（*Bed*）、《夜晚》（*Night*）、《W9》（*W9*）……这些画作的名字从时间和空间上锁定了图像。从很多方面看，这些画作都是对他和妻子共同生活的赞颂：他一次又一次回到他们那充满阳光的大客厅，透过一扇窗可以看到花园，透过另一扇窗则能看到运河、船屋和远处的大城市。客厅中央摆着一张桌子，帕特里夏经常一个人或和朋友一起坐在桌旁。人们相互依偎，抽着烟，喝着酒，一起聊天。画中有猫（公寓里仍然有猫）、橡胶植物（现在还有一株），还有咖啡杯、酒瓶和烟灰缸。架子上还摆着相同的装饰罐。到处都是书。"对话片段"系列作品总有亲密的交谈场景，散发着浓浓的友情的味道，而帕特里夏毫无疑问是中心人物。但观赏者还是有可能看出潜伏的疾病，这不仅仅是因为一些画作的视角开始倾斜，立体物显得摇摇欲坠，还因为画中表现出的艺术家本人的孤独感。当他把自己画入作品时，他总是处于边缘位置，看起来是一个孤独且充满戒备的人物，散发出一种被排斥的痛苦感。他把自己画在充满温暖和活力的环境之外。在《床》这幅作品中，帕特里夏坐在床上看书，猫咪们趴在她周围，她是整幅画的焦点所在，光都落在她身上，她是绝对的中心。威廉·尤特莫伦则躺在她身旁，靠近床边，被子几乎整个盖住他，只露出小小的脑袋，完全看不出被子里有人。他在做梦吗？他是醒着的吗？这一形象非常令人不安。在创作这幅画的时候，画家的阿尔茨海默病正"秘密"发展，他也许有所察觉，但却不知道是什么病，只是感到恐惧。

帕特里夏告诉我，他对巴黎非常熟悉，结果有一次他去巴黎，竟然绝望地迷路了，这可以说是一个转折点。"他十分震惊。"不久之后，又出现了另一个更不祥的预兆：他受委托为朋友创作一幅围坐在桌旁的全家福。"整整一年，他坐在画布前，什么也没做。什么也没做。然后，我们就知道不对劲了。"他以前总是画个不停，不论在哪里都会画画。这就是他的沟通方式。可是现在，他突然完全停了下来。帕特里夏认为，他在她之前就知道自己身上发生了什么，只是什么也没说，也无法开口。他还年轻。他怎么会得失智症呢？

丽贝卡·迈尔（Rebecca Myer）的母亲则是既知道又不知道。丽贝卡是一名社区护士，经常与失智症患者打交道。她向我讲述她的故事时，经过了深思熟虑，十分坦诚。她习惯听完问题后停顿一会儿，仔细思考后才回答。她的思绪把她带回了一个黑暗时刻，因为她母亲患失智症的故事，也是一个亲密家庭努力应对混乱和解体的故事。她的母亲是个"非常和蔼、体贴、善良的女人"。她和丽贝卡的父亲年轻时在一个溜冰场相识："她觉得他爱炫耀，一直旋转到她面前才停下来。爸爸常说他把她转晕了。"他们 21 岁时结婚，22 岁就有了孩子。"他们非常亲密，"她说，"他们会手牵手坐在电影院后排。我有一张他们的照片，照片里的他们只是看着对方，就足以说明一切。疾病造成的损失程度与相爱的程度相关。"

当丽贝卡谈起那些把她当时的生活撕裂的可怕岁月时，流露出爱与悲伤的神情。她的母亲很聪明，上过文法学校，但她的父母在其成长过程中对她并没抱有任何期望，导致她缺乏自信。她做过一些兼职工作，还为一家慈善机构做过志愿者工作。她喜欢阅读，热爱诗歌和拼图。她总是给她的孩子们读故事，和他们一起做游戏——丽贝卡开始给我讲她和母亲以前会玩猫捉老鼠的游戏。那时她还小，会帮妈妈铺床。说到这里，她停了下来，笑起来。"一个人记得的东西可真奇怪，"她轻声说道，"太奇怪了。"

"但我真正记得的是，她一直在我身边。我从学校出来的时候，她会在那儿等着。或是当我放学后独自回到家时，她会在家里。我们一起看电视时，我会坐在她旁边，把头靠在她的肩膀上。我什么都跟她说，她会一直听我说。我离开家去伦敦接受护士培训的时候，非常想家。我想念他们。我仍然想念他们。"

丽贝卡的母亲 50 多岁时，家人开始注意到有些不对劲。她一直是个"杞人忧天"的人，但这时她变得更加多虑，而且十分纠结。丽贝卡表示："现在回想当时的情况，我才发现一些迹象。"她的母亲不会算账了。她也无法为丽贝卡襁褓中的女儿称出适量的婴儿配方奶。最后是丽贝卡的嫂子挑明："妈妈不太正常，有些不对劲。"但丽贝卡的父亲选择瞒着所有人，包括他自己。"他只是无法应对这种痛苦。妈妈会对他说，她觉得有什么地方不对劲，而他会告诉她没什么不对劲，一切都好，不用担心。他很希望保护我们。"所以，他不愿正视家庭的核心发生了什么，他也不愿让她面对这一切。

汤米·邓恩（Tommy Dunne）也不知道。我在利物浦拜访了他和他的妻子乔伊斯·邓恩（Joyce Dunne），他们的家是栋平房，小而整洁，门前种着花，所有东西收拾得井井有条。汤米知道自己生病后，他们就离开了原来的"梦想之家"，搬来了这里。他和乔伊斯一起坐在我对面的沙发上，聊起他们的故事。他们 16 岁时在溜冰场认识，这一点和丽贝卡的父母一样。不过，他们当时并不是在滑冰，而是去看埃德温·斯塔尔*的演唱会。

---

* 埃德温·斯塔尔（Edwin Starr，1942—2003），美国歌手、词曲作家，代表作品包括《战争》等。——译者注

汤米和他的朋友坐在酒吧喝酒（违法行为）。乔伊斯起初对他并没有好感，直到她看到他对她的妹妹很好时，才开始对他上心。他俩各有 8 个兄弟姐妹，在利物浦拥有庞大的家族。他们结婚后，乔伊斯就打打零工，汤米则在铁路公司工作，一开始是司机，后来成为管理人员。18 岁时，他们的儿子出生了，几年后又添了个女儿。乔伊斯表示，他们"过得很好。一切都如我们所愿"。

汤米长着一张圆脸，是个爱笑的人。此刻他也是面带微笑在说话，但在确诊前的那几年，他过着地狱般的生活。他最初的症状不是失忆，而是生活范围的缩小。他拿出平板电脑，打开一张图表，上面是一个个同心圆，每个不同颜色的圆环代表着个人世界的某个方面。同心圆的中心是"我"，然后有家庭、朋友、工作、社区、城市……"外层的圆环开始脱落。"他坦言。他不停地向左滑动屏幕。圆环一个接一个地消失。

乔伊斯补充道："几年前，可能十几年前，我就注意到有些不对劲。汤米的工作压力很大，他变得有些健忘，非常沉默寡言，不像以前那样爱说话了。但我把这种变化归结于压力。你忽略了一些事情，想着'就这么过下去吧'。我们没有讨论这件事，但渐渐地，我开始怀疑他是不是得了阿尔茨海默病。因为有问题的不仅仅是他的记忆。举个例子，我们有一个玻璃柜，用来放预约卡和其他东西，可他对其视而不见。再比如，他的外套就在他面前，可他却找不着。"

突然有一天，"一个糟糕的工作日，"汤米笑着继续说道，"我能感觉到它正在发生，我能看见它，就像一部老电影突然揭开谜底一样。"他做了个简单粗暴的手势，然后不再开口。

"他宕机了，"乔伊斯替他说完，"彻底宕机了。我回到家，发现他躺在床上，浑身发抖。我带他去看医生，医生让他休息两周。"

两周很快过去了。汤米去看专科医生，医生当着他的面说："这个人再也不能工作了。"他又去看心理医生，医生认为他精神崩溃了。情况毫无变化。汤米躺在床上，惊恐万分。6个月后，一名精神科医生诊断他患有双相情感障碍，让他服用锂进行治疗，并逐渐加大剂量。"我知道他不是双相情感障碍，"乔伊斯表示，"他向来脾气暴躁，但并不是因为这个。我知道。"

专业医疗人员每天探望他三次，因为他们认为他有自杀风险。整整一年时间里，他生活在一种压抑的不祥预感之中："那是一种恐惧。我能感觉到它来了。一天24小时，我都觉得自己要爆炸了，体内就像有根弹簧一直在被挤压。"那时候，乔伊斯出门后，他就会拔掉电话线。如果有人敲门，他会躲去床上，用被子蒙住头，等着外面的人离开。"时间慢了下来。我永远也挣脱不了，就像雪球滚下山一样，只会越来越糟糕。"

但他并不知道自己得了失智症。

远在荷兰的保利娜的母亲也一直不清楚自己的情况，"直到进行了画钟测试*……面对自己犯的愚蠢错误，她总是害怕地

---

* 失智症的一种早期筛查方法，被试者要在规定时间内画出一个完整的钟表盘，并按测试者要求画出时针和分针的位置。——译者注

自嘲"。

至于我的父亲？情况就好像知道人必有一死：做测试、出诊断结果、知道病名之前，知道并不代表真的知道。

苏贝·班纳吉表示："确诊后的第一天，你并没有什么不同。除非你意识到你所面对的是什么。"

我点了点头。这是个很重要的"除非"。

克劳迪娅·瓦尔德也表示："诊断结果只是学习如何与这种病好好共存的开始。知道这种自我意识的改变有一个名字和一个原因，可能会有一种矛盾的安慰感，但有些人并不想知道改变的原因。"

我注意到她的态度有细微的变化。她拿起笔问道："你准备好了吗？"

我的心跳开始加速，手心开始冒汗，仿佛要重回校园，参加一场考试，只不过我自己就是我不想挂科的那场考试。

"记住这些词，"她指示道，"'苹果''便士''桌子'。我稍后会问到它们。"

我点点头。苹果、便士、桌子。苹果、便士、桌子。

"我要给你一个地址，我希望你记住它。戴维·巴恩斯，德文郡国王桥果园路 73 号。你记住了吗？"

"记住了。"我把这些记在脑子里，不停对自己重复。苹果、便士、桌子。戴维·巴恩斯，德文郡国王桥果园路 73 号。

她问我今天几号，我说错了一天日期。我的心跳得更厉害。

她问我首相是谁，我答对了，尽管我回答的时候特意表现得很幽默，可我一点也不喜欢这种不自然的态度。我觉得自己的脸很僵硬。

她让我从100开始每隔7个数倒数。我数学一直不好。"93，"我数道，"86，79。"苹果、便士、桌子。"72。"戴维·巴恩斯。

接下来，我要尽可能多地说出以"p"开头的单词。我的大脑一片空白，但还是忙乱地开始说出一个个单词。我的声音有些沙哑，而且不停傻笑。我说出了一堆从拉丁语派生的多音节词：parsimonious, peri-menopausal, penitential, patriarchal, pertinacious, programmatic, plausibility，偶尔也会说出一些简单的词：put, plant, pot, press, poppy, potato, poem。当我快说完时，发现自己忘记了所有以"ph"开头的词。

我还没告诉她，我发现，现在越来越难辨认人脸。我还没告诉她，我有时候看不见眼前的东西。

我重复了那个地址，心理压力有所减轻。我说出："苹果、便士、桌子。"我的心跳慢了下来。她让我画一个钟。我照做了，然后惊讶地发现，我把1写在了12的位置上，而且完全没有写12这个时间刻度。

"你没事。"克劳迪娅·瓦尔德说。我知道我真的没事，但我还是想哭。

第5章

诊断

我们听见午夜的钟声。[1]

离开记忆诊所时，我有点喘不过气来。我感觉如此脆弱无力。焦虑没有得到缓解，我觉得自己被掏空了。但有人向我保证，我还在正轨上。那些可怕的记忆空白——当我在脑海里寻找一些名字、日期、确定性和与周围世界相互联系的感觉时产生的混乱的空白——只不过是年龄和正常健忘的产物。我打开自行车锁，戴上头盔，骑车离开，任风吹拂我的脸庞。

"你得了失智症。"不论以怎样亲切、巧妙的方式说出这句话，不论以怎样轻描淡写的方式说出这句话，这都是一种宣判。我们都知道自己会死，但我们并没有真正理解这一点，直到我们被判死刑。失智症是一种绝症，它通常会缓慢发展，逐渐侵蚀心智对自身的感觉。

"我是否说以'D'字母开头的那个词？"克劳迪娅·瓦尔德说道，"要视具体情况而定。"

"我感觉好像有凉水顺着我的脊柱往下流。"汤米·邓恩在利物浦的那栋小平房里描述道。乔伊斯在他身旁坐得笔直，双手交叉放在膝上，面容平静。"我想：'我的人生结束了。我也将成为呆坐在椅子上的那种人。我的家人会来看望我，一开始是一天一次，然后是一周一次，再然后是几个月一次，最后就是再也不来看望我。就只剩下我一个人，一把椅子，一张床，一个房间。'"倒计时开始。

克劳迪娅·瓦尔德表示，从恐惧变得确定是一种解脱，苏贝·班纳吉也认同这种说法。"不知道实情真的很糟糕。当然，有些人并不想知道实情，但只有了解真实情况，才有可能对症下药。了解实情能够帮助你克服'无知是福'的心理。"

可是，你仍然能听见死神靠近的脚步声……

"我会从他们身上得到暗示，"克劳迪娅告诉我，"有时候，我会委婉表达——有可能做到既隐瞒某些情况又坦诚相告。没有什么简单法则——你必须回应每一个陈述症状的病人。我不会说'这是一种残酷的无法治愈的渐进发展的疾病'，因为，有多少人能承受这一事实呢？你必须尽可能给予他们希望，让他们知道来找医生是很勇敢的行为，而他们就是勇敢的人！他们来找医生就会得到支持。"

失智症的诊断往往是给予确认，而不是惊喜——面对不断变化的、模糊的、武断的界限，跨越了一小步。什么都没改变，但一切又都有所改变。这个人在确诊后的第二天和确诊前并没有什么不同，他们所处的世界既惊人地相同，又发生了彻底的变化，对于那些得不到支持和毫无准备的人来说，这个世界可能会带来难以言喻的恐惧。寻求诊断所需要的勇气和毅力，来自病患本人和关心他们的人。这种勇气和毅力非常伟大，不应由病患本人独自承担。但现实却常常如此。

安德鲁·鲍尔弗（Andrew Balfour）是一名精神分析取向的心理治疗师，也是塔维斯托克夫妻关系中心（Tavistock Centre for Couples Relationships）的首席执行官，他开发了该中心的"与失智症共存"（"Living Together with Dementia"）项目。受失智症影响的个人及其伴侣都能得到以人为本的治疗干预措施的支持，特别是在夫妻双方因诊断而产生被抛弃的感觉时。他告诉我，在其职业生涯早期，有一次他告诉一个病人得了失智症。他现在还记得从他房间的窗户看到病人及其妻子相互搀扶着离开的情形，那是"混杂着异常强烈的痛苦和对彼此的爱意的画面"。

失智症悄无声息地慢慢潜入我父亲的生活，没有被打破的窗户，也没有刺耳的警铃声，只有夜里偶尔的沙沙声，楼梯上的咯吱声，各种东西从平常所在的地方消失又不被想起。我不知道他是从什么时候开始起疑心的，不知道我们是从什么时候开始怀疑的，也不知道是谁先起的疑心。他的母亲年纪不算大的时候就得了失智症，他的姐姐也是如此。我父亲总是健忘，这并不是失智症独有的征兆，但感觉很像，他的未来好像与其仁慈而健忘的个性融为一体。他仿佛消失在自己的秘密世界里，没人能紧随其后。

雾色渐浓。他的茫然变成了一种迷惘。他的快乐（或许只是一种坚忍）被焦虑刺穿，这种焦虑在他生命的最后十年里不时折磨他，哪怕在他身患失智症却仍"活得很好"的情况下也不例外。"活得很好"这一笼统说法显然不足以概括全貌。

时间会治愈一切，时间也会毁掉一切。每况愈下的日子里，没有一件事或特定事件让我们联想到什么。当然，现在回想起来，我能辨认出那些信号。他努力想要记住树篱中的一种花的名字，他拿着一杯茶的手开始颤抖。他又一次弄丢了助听器，他不知道自己在说些什么，或是迷了路（但这种情况也会发生在我们身上）。他的车撞上了大门。他把钥匙落在了锁上。当我们问他时间时，他告诉我们板球比分（但他总是健忘）。当我在他脸上看到一种无法辨认的表情（但他总是有点难以理解，让人捉摸不透）。我们一开始并没有讨论这种情况，什么时候才适合问出：你觉得有什么地方不对劲吗？你的记忆力是不是开始出问题了？

最后，我们都意识到出问题了。他去看了医生，进行了记忆力测试。虽然医生机智地运用各种安慰策略，但他最终还是收到判决——"你得了失智症"。对我来说，这不是对胸口的一记重击，更像是轻轻一推，把他推过了那条可移动的线，从半信半疑变成确定无疑。事实上，我甚至不记得听过这个消息。

我的母亲斗志昂扬，她相信他们可以一起面对疾病，并且控制住它，战胜它。我的父亲则能坦然面对病情。（他过去也能坦然面对困难。）他坚信人必须有尊严地承受生活赋予你的一切。

我不知道他对这个诊断做何感想。他性格内敛，不太谈论自己的情绪，相信无论发生什么都应泰然处之。他每天还是在相同的时间起床，做早餐，收拾好洗碗机里的碗碟，修剪草坪，支付账单，喂鸟，修剪玫瑰，做填字游戏，一如既往地过好每一天、每一周。人生难免有阴影，无须放在心上，向前看。然而，几步之遥的远处，黑暗遮蔽前路。

他在生活中一直扮演着定海神针的角色：他是保护者，而现在他需要我们的保护；他是看护人，而现在他需要我们的看护。他曾经掌管家庭财务（在他管家之后的很长一段时间里，他都随身携带一个软皮钱包，经常拿出来翻看里面的旧会员卡），修整花园，负责购物，查看地图和开车。（克劳迪娅·瓦尔德告诉我，开车问题可能成为一个转折点，尤其对于男性失智症患者而言："这是对自我的进一步剥离。"他们常常会因为担心失去驾照而拒绝相关测试。）他会把家收拾得井井有条，把坏掉的东西一一修好。现在，他身上有什么东西坏掉了，或者说正在坏掉。他曾经的工作是帮助脆弱的身边人，现在却要让他承认自己的脆弱，这无疑非常痛苦，几乎是不可能完成的任务。他没有崩溃，也没有说出自己的恐惧，但他时常躺在床上，躲在被窝里，瑟瑟发抖。生活还在继续——吸尘器嗡嗡作响，说话声时高时低，餐具叮当作响，某个地方响起电话铃声，狗在叫，汽车路过，烤面包散发出阵阵香味，煎大蒜的香味，我母亲轻轻走进房间，在他身旁站了一会儿——而他就躺在被窝里，直到身体不再颤抖。

有些人的确会崩溃，尤其是当诊断像埋伏的敌人一样，突然向他们袭来的时候。汤米·邓恩被告知患有双相情感障碍，这已经够糟糕的了。但当他在停车场迷路的时候，一阵恐慌涌上心头，情况十分严重，他被怀疑心脏病发作，被送往医院，结果他发现自己被转诊给一名老年精神科医生。

"我心想：'老年？可是我才57岁。'"

医生告诉汤米和乔伊斯，好消息是汤米根本没有双相情感障碍，也没有长脑瘤。但他的确患有阿尔茨海默病。我们倾向于认为阿尔茨海默病是一种有关记忆丧失的疾病，因为正如苏贝·班纳吉所说："记忆更容易衡量。"然而，汤米·邓恩的病症比较特殊，其对知觉的影响大于对记忆的影响，不仅影响认知，也影响空间理解力。"我的某些部分感觉已经消失不见。所有东西看起来似乎比实际距离更近，水坑看起来像个大洞，自动扶梯就像一个大裂口。时间也变得有间隙和跳切。我记得有一次坐公交车，我非常熟悉那趟车，已经坐过无数次，可是我突然就坐过了几站，不得不下车往回坐。这就像在看闭路电视，里面的东西突然向前冲。"说完他朝我笑了笑，圆圆的脸庞绷得紧紧的。"说实话，我害怕我自己的影子。"

医生温和地告诉他们，这是情况最好的一种失智症，有很多方法可以帮助汤米。对乔伊斯来说，这是一种解脱。对汤米而言，却不是如此。他立即想象自己已经到了失智症晚期，变得像诗人菲利普·拉金（Philip Larkin）在他那首凄苦的诗里写的"老傻瓜"一样。悲观，如行尸走肉，只会恶意地嘲讽，却没有嘲讽对象，这首诗描述的不仅仅是年老时的愤怒和屈辱，还有恐惧和厌恶，当嘴巴"张开流着口水"，身体衰变成一个个不讨人喜欢的人体组成部分——"灰白的头发，癞蛤蟆一样的手，布满皱纹的干瘪的脸"。对未来自己的想象让汤米心怀恐惧。

直到他和乔伊斯去见了一个诊断后小组，乔伊斯又主动建议他加入一个研究失智症的小组（"他瞪了我一眼，那眼神足以让一匹疾驰的马停下来"），情况才有所改变。他勉强同意加入，到了那里，他发现"为那些不说话的同龄人"发声，让他重新找回了自信。他逐渐成为失智症患者的拥护者和代言人——他有了目标、组织和新的身份。

汤米会对遇见的人说他有失智症，因为他不想让别人认为他很笨。"我生病了，就是这样。"他很容易感觉很累（每次演讲结束后，他感觉像是跑了一次马拉松），也很容易生气。"我每天都为过去的自己感到难过。我想念以前的汤米。但是，我从没有问过：为什么是我？为什么不能是我？这是我抽到的签，我必须充分利用我所拥有的一切，就像手电筒没有正负极就没法用一样。这是我能做的最好的事情。"

一些被诊断为失智症的人，不仅已经失去理解这种疾病的能力，还失去了理解生活中的人和事以及自己内心的能力。他们能听见周围人说话，但这些话对他们已经没有任何影响。有些人——比如特里萨·克拉克——则必须正视事实（"事实摆在眼前，"她坦言，"我身处其中。我既不接受它，也不反抗它。"）但正如克劳迪娅·瓦尔德所言，对一些人而言，这是一个难以接受的判决：他们不想听见这一结果，也不会听进去。事实上，她相信，对她的几个病人来说，无论多么温和地传达诊断结果，无论给予多少必要的支持，这一诊断都是在宣告"他们的死亡"。她想起最近见过的一个正在崩溃的"智力超群"的男人：她正在帮助他，给予他支持，他也在吃药控制病情，但她并没有对他说出那个会让他彻底崩溃的诊断词。

丽贝卡·迈尔的父亲则担心诊断结果会击垮自己深爱并极力保护的妻子。在 1999 年得到官方诊断时，她和汤米一样只有 57 岁。丽贝卡是一名训练有素的护士，她坚持母亲需要进行必要的检查，而她的父亲仍然反对这么做："他就是不知道该怎么办。他的内心进行着可怕的斗争：必须面对他不忍面对的事情，究竟要不要知道会发生什么。他想消除她的挣扎。"

丽贝卡的母亲一直很害怕失智症，因为她亲眼目睹了自己的母亲被这个病击垮。丽贝卡的父亲坚持认为不应该把诊断结果告诉她母亲。丽贝卡表示："我们听从了他的决定。我们从没告诉她诊断结果。这对她有帮助吗？现在，作为专业人士，我会说：你怎么可能不泄漏一点消息呢？但这个消息是来自爱她的人啊。她会问出了什么问题，我们会说：'你的大脑里有些东西起了点小变化。'她会说：'好吧。好吧。'当她在知道和不知道之间徘徊的时候最为艰难，她会想：'我为什么会这样？我怎么了？'她开始产生幻觉，她因此接受了一段时间的药物治疗，可以说是一种药物打击。她会在晚上起床。有时候我早上来到家里时，发现父亲正在花园里用头撞树。没人知道该怎么办。虽然阿尔茨海默病协会的人很好，但当时的服务不能跟现在相比。我当时一边做兼职，一边照顾我的两个年幼的孩子，同时还要协助我的父亲。但他已经彻底累趴下了，而且极度悲伤，于是我放弃了工作，因为我受不了了。他也受不了了，他只是不忍看到母亲痛苦，陷入幻觉，不时尖叫。有时候，她害怕他，也害怕我。我试着跟他沟通照顾方法。比如，他们过去喜欢跳舞，年轻的时候会一起去舞厅，我还记得他们在厨房里翩翩起舞。所以，现在他会放音乐，然后和母亲一起跳舞。"说到这里，她停顿了一会儿，再次开口时只是在自言自语。"他们的爱情故事很精彩。"

（我的父母也喜欢跳舞，尤其是我的父亲，他会灵活的狐步舞和优美的华尔兹，还会跳探戈。他们也会在厨房跳舞，而当时十几岁的我们，会尴尬地移开目光，不想看着父母亲密的样子。父亲去世前一年，也是他人生中悲惨的最后一年，他们庆祝了结婚 60 周年，我们为他们安排了一场下午茶舞会。当时是 9 月，秋高气爽，我们租了个大帐篷搭在花园里。我们准备了精致而夸张的英式茶点：迷你黄瓜三明治，迷你杯子蛋糕，切成天鹅形状的奶油松饼，硬币大小的司康饼。我们还准备了扬声器，播放他们谈恋爱时喜欢的音乐。我们全都穿上华丽的衣服，他们被领进花园时也都盛装打扮，母亲身着红色长裙，父亲则穿着晚礼服。我们围成一圈，他们俩在中间翩翩起舞。他们手挽着手，在夜幕降临的时候尽情舞蹈。有些东西我们应该保存在记忆中，不管这些记忆是多么脆弱和主观，这样才能撑过支离破碎的岁月。）

在每一次诊断、模棱两可的诊断和被隐瞒的诊断背后，都有一个回避诊断的故事：全国那么多男男女女，都被恐惧和羞耻感控制，逃避面对疾病，并因此逃避这个世界，把自己和自己最害怕的怪兽锁在一起。

拒绝接受事实可能是一种有效且必要的策略。事实可能很残酷，我们无法勇敢面对所有事实。美国政治记者、《石板》（Slate）杂志创刊编辑迈克尔·金斯利（Michael Kinsley）的自我认同有赖于"他的影响力"，他曾积极辩称拒绝接受事实是一种"合法选择"。[2] 金斯利多年来一直未对外公开其患有帕金森病的事实——对他人保密，更主要的是对自己保密。每当有人提到帕金森病以及对这种疾病的认知时，他都会在心里尖叫："闭嘴！闭嘴！闭嘴！"他害怕被同情和被"一笔勾销"。他拒绝了解相关研究和他的病情发展情况："如果你不介意，我就不再聊下去。"拒绝接受事实是一种建立在保密基础上的策略，然而总会有泄密的一天，仅仅将堤坝上的漏洞堵住没有用。事实终将破堤而入。

我们普遍采取的拒绝接受事实的策略，不会阻碍世界的正常运转，它与那种逐渐发挥破坏作用的自我盲目逃避的策略有所不同。前者是一种保护脆弱自我的策略，就像抵御外界风暴的堡垒，后者则是一种自我毁灭，往往痛苦不堪。而且后者的负面影响会扩散：拼命隔离的区域会变得越来越大，仿佛一团不断扩散的污渍，最后一切都变得很可怕，所有东西都成为禁忌。

安迪·贝尔（Andy Bell）和克莱尔·贝尔（Claire Bell）向我讲述了安迪父母的故事，他们就十分害怕，拒绝接受患上失智症的事实，而这种拒绝实际上意味着疾病侵蚀着他们生活的每一个角落，伴随着隐藏的秘密和谎言逐渐壮大。我早就认识安迪和克莱尔，他们的女儿和我的女儿是好朋友，他们一直慷慨地陪伴着她的成长。在我们谈话之前，我们一起去安迪的母亲简·贝尔（Jan Bell）现在生活的养老院探望了她。她个头很小，身材微胖，花白的头发垂在圆润秀丽的脸庞两侧。克莱尔说她一直"很温和，善于自嘲"。她穿戴整齐，皮肤光滑，神态平静而满足，看起来不像73岁的人。她言谈亲切，充满感激之情。（她会说："我很幸运。""我很开心。""每个人都对我很好。""哦，我是多么幸运啊。"）简·贝尔认为自己在帮助管理养老院，帮忙做饭、整理床铺和熨烫衣服（"事实并非完全如此"，她的儿媳苦笑着说），而对于养老院里再也不能说话、身着尿布、整天张着没有牙齿的嘴在沙发上睡觉的其他老人，她可能会不顾及他们的感受。她会兴高采烈地把他们房间里的泰迪熊、毛绒玩具等拿走：最近克莱尔打开她的衣柜，发现一个栩栩如生的玩偶娃娃正盯着她们看。

我们很容易把这当成一个有点可爱的欢乐故事——哦，老人们喜欢干的有趣的事情！虽然简·贝尔此刻表现得平静而满足，但她的故事其实充满了暴力。当安迪向我倾诉相关情况时，一副垂头丧气的模样，显然很痛苦。这是一个关于婚姻和家庭的故事，失智症虽然是一种疾病，但通常都离不开过去生活的"滋养"。简和丈夫埃迪·贝尔（Eddy Bell）都来自不完整的贫困家庭。在他们的婚姻生活中，埃迪出轨了妻子最好的朋友。她发现了这段私情，从来没有原谅他。"他们彼此相爱，携手相伴。但愤怒的情绪总是如影随形。"也许是为了报复，她自己也有了外遇：安迪记得当时他的父亲在上班，他走进母亲的卧室时，发现他们的邻居和自己的母亲在床上。"她把我带出房间，告诉我说我做了个噩梦。我没有原谅她。"他的父亲回来后，踢开邻居家的门，狠狠揍了那个人一顿，他们从此再也没见过那个人。安迪认为他的母亲还有其他外遇：他还记得小时候父母的激烈争吵，母亲会痛骂父亲，追着他不让他离开，在他开车离开时挡在前面。埃迪·贝尔曾经让妻子堕胎，因为他不相信那个孩子是他的。因此安迪才会轻描淡写地说："他们的关系很复杂，夹杂着怨恨。"

当简·贝尔开始健忘时，她和丈夫几乎把世界拒之门外。他们过去喜欢社交，现在却不再出门。克莱尔和安迪给他们打电话时，埃迪会在一旁提示妻子，及时补充说明，纠正错误，为她遮掩。他们用很多方法来掩盖真相。即使当埃迪发现晚期癌症已经蔓延自己全身时，他们也牢牢关紧家门。他们俩都不能再做饭，只能靠吃饼干度日。他们的健康状况迅速恶化。他们感到既羞耻又害怕，完全不寻求任何帮助，既不向专业人士求助，也不向亲朋好友求助。

"她的失智症越来越严重，对遥远的过去的记忆越来越清晰，回到了那个充满背叛的过去。她——"安迪停了下来。"他们处于一种紧张状态，"他望向远处继续说道，"他们无法应付。"

我等着他继续说下去。克莱尔也等着（她知道接下来他要说什么）。他看向我们。

"她开始攻击他。她会狠狠打他，简直是毒打。一开始，他还可以保护自己，抓住她的手腕，阻止她，但后来他就无能为力了。他快要死了。他们不能见朋友的一个原因是，他的手臂上满是暗沉的瘀青。我们一直不清楚这些情况。有一次周日我们一起吃午餐时，我们看到他身上到处都是伤痕，他告诉我们：'你妈妈干的。'但他坚持不让我们做些什么，他坚持这么做。"

克莱尔补充道："简就像个孩子，总是低着头，默默走开，不看我们的眼睛。她知道自己在做什么。"

安迪继续说道："在我们的生活中，发生这种可怕的事情后，我们会把它们藏起来，置之不理，但阿尔茨海默病打开了那扇门，那扇门最终还是打开了。无论是当时还是现在，她都无法处理自己的情绪。也许她就是控制不住自己。"说到这里，他的身体因为悲伤而蜷缩起来。

"就好像你把记忆放进厨房的抽屉里，"克莱尔说道，"翻找起来，所有记忆都乱成一团：她记得那些情绪，却不记得与之相关的事情。她失去了记忆与情绪之间的联系。"

埃迪·贝尔或许想寻求帮助，但却不知道如何求助。他想弥补多年前自己造成的伤害，但也知道这是不可能的。哪怕生活在痛苦之中，他也不想和她分开。他讨厌去养老院。有一天，他决定开车带她去他们度蜜月时去的加尔达湖*——"或许他认为这可以唤起幸福的回忆。"他没有把这个计划告诉任何人。（"就像《末路狂花》†演的那样。"克莱尔说道。）他花了两天时间开车到达加尔达湖。结果这是个可怕的错误：在那个陌生的环境里，简·贝尔彻底迷糊了，变得焦虑不安，十分惊恐。她不允许打开任何一扇窗户，总是坚持开着所有灯。她不停走来走去，一点也安静不下来。他们不得不缩短假期，只在那里住了一晚就开车回家。"他非常沮丧，情绪十分低落，仿佛身体在自我损耗。我去看望他，他突然大哭起来。我母亲只是看着他说：'你跟这样的人待在一起该怎么办？'太残忍了，一切都太残忍了。"

必须想办法结束这糟糕的混乱情况。最后，这家人联系了社会服务机构，这对老夫妻一起住进了养老院。简·贝尔到了那里仍然继续攻击她的丈夫，尽管她之前说过，现在仍然这么说：她在照顾他。有一次，一名护工发现她把他从床上拽下来，还用脚踢他。此时的他已经是个瘦弱的垂死之人。还有一次，有

---

* 加尔达湖（Lake Garda），意大利的一处旅游地。——译者注
† 《末路狂花》（Thelma and Louise），由英国导演、制作人雷德利·斯科特（Ridley Scott）执导，美国演员吉娜·戴维斯（Geena Davis）和苏珊·萨兰登（Susan Sarandon）主演的电影，剧中两个女主角结伴开车出游。——译者注

人看到她挥舞着一把面包刀，那次之后，他们俩就被分开安置了。这对夫妻在共同的生活中相爱相杀，他们想要在一起，然而他们俩和平共处的唯一前提却是彼此分离。埃迪·贝尔不久后就去世了。现在，随着时间的流逝，简·贝尔只留下了对丈夫的"美好"回忆。

"我告诉自己，一切都是因为她生病了，"安迪·贝尔说道，"我知道情况就是这样。但她是我的母亲，他是我的父亲。当我去看望她时，表现得很亲切，全是因为父亲。我这么做是为了父亲。"

在简·贝尔和埃迪·贝尔的生活中，失智症一直未得到确诊，他们既没有积极治疗，也没有得到任何相关支持，他们将它藏在黑暗中，任其肆意侵蚀他们的生活。但克劳迪娅·瓦尔德非常清楚，配合正确的支持和治疗，诊断就是学会与这种疾病"好好生活"的开始："我试着将其正常化，这并不意味着我轻视它。你必须慢慢来。你必须充分利用你的现在和不远的将来。"苏贝·班纳吉也表示赞同："我们必须关注失智症患者能做些什么，而不是他们不能做什么。这样一来，情况才会跟过去不一样，这需要时间，而我们通常最缺时间。同时还需要我们适应病人的能力，因为病人不会来适应我们。善意是核心。还有希望。我的工作就是让他们看到希望。"

善意和希望。面对身患失智症的母亲，艺术家詹尼·达顿（Jenni Dutton）表现出仁慈、乐观和近乎喜悦的态度。她的母亲于 2015 年去世，去世时体重只有大约 32 千克，双目失明，口齿不清，大小便失禁——"可是，那个小老太太啊！"她的女儿感叹道。她的脸庞因为回忆和对母亲的爱而散发着光彩。

"我把这视为人生中积极向上的新阶段。"这几乎是我们见面后詹尼·达顿对我说的第一句话，发现我面露惊讶之色后，她又补充道："虽然我很擅长忘记不好的回忆，我一直如此。"

我们坐在索尔兹伯里艺术中心（Salisbury Art Centre）的咖啡馆里，周围都是她的"失智症织物展"的展品——她在母亲生命的最后几年里制作的 16 幅特别的挂毯。她为母亲拍下照片，然后把它们置于画布正面，这样她就有了网格参照物，在此基础上造型和配色，而且，这么做让她在创作时也不需要查看整幅图画，不至于因此"分心"。所以，她在织挂毯的时候，不看整幅图画，不看鼻子、嘴和眼睛，经常是倒过来编织。（"有点像得了失智症，"她表示，"看到的是一块块的东西。"）结果令人感到不安：有些巨大的肖像栩栩如生，从远处看像传统油画。另一些作品中的羊毛苍白而稀疏，十分粗糙。而她在母亲晚期创作的一些作品，近距离观看时，甚至都看不出上面有一张人脸。羊毛线织成一个迷宫（"就像一个大脑"），它们相互纠缠在一起（"就像得了失智症"）。

"我在探索失去，"詹尼·达顿坦言，"编织具有象征意义，比如与编织有关的俗语'一针及时省九针''失了头绪'（losing

the thread），还有等待丈夫归来的珀涅罗珀*。在这些挂毯上，事物正在解体，但这也是一种修补行为。"在整个系列作品中，我们看到她的母亲逐渐消失，变得越来越模糊。这些画呈现了丧失自我的各个阶段：它们描绘了"我的母亲，一个小老太太"，同时向观众呈现了关于年龄和死亡的永恒解读。画中人的脸在我们眼前以一种柔和的方式消融，感觉就像某种解放，被缝合起来的、有条理的、紧密的自我被温柔拆散，得到释放。如果说威廉·尤特莫伦是用冷静而无情的目光审视自己，这些画像则十分温柔，有些还如此私密，以致会觉得欣赏它们近乎失礼。

詹尼·达顿点点头，说道："我知道。但这项工作很重要。我们不能回避衰弱和腐坏。重要的是，我们不害怕这些脆弱的形象。我的母亲很支持我的工作，她对此很感兴趣，也很自豪。"

詹尼·达顿对失智症的看法与我之前见过的任何人都不同。她将其视为一份难以坦然接受的礼物，我们应该拥抱它，而不是抗拒它。她的母亲和她差别很大，是个娇小美丽、举止优雅的女人。她的病情是慢慢开始显现的，但因为她自己的母亲也患有失智症，所以家人都知道她的情况在恶化。她住在自己的家里，护工每天上门几次。詹尼·达顿经常待在那里，会根据母亲的需求安排自己的工作。她会问女儿自己怎么了，而詹尼

---

* 珀涅罗珀（Penelope），《奥德赛》中的人物，英雄奥德修斯的妻子。为了避免众多追求者的纠缠，她坚持让他们等她为奥德修斯的父亲织好裹尸布再说。在接下来的几年时间里，她每天白天织布，晚上再把织好的布拆开，以这样的方式拖延时间，等待丈夫归来。——译者注

会回答"你得了失智症",但"我总是安慰她说,她会得到支持,会好起来的"。在接受正式诊断的记忆诊所,她没有问任何问题。所以,她既知道又不知道自己出了什么问题。她慢慢地进入了遗忘的世界。

詹尼·达顿似乎本能地懂得如何接纳失智症,并融入母亲不断变化、日渐萎缩的世界。如果她的母亲在晚上9点给她打电话说想去商店,她会说"没问题"。如果她的母亲一个上午就吃完了詹尼留给她吃一整天的食物,她会说"没关系"。她没有因此感觉受伤害,重要的是"不要让她不安"。有时候她会迷路:"她会带着小狗不停地走啊走,还会不停地敲门,为了保护她,我们不得不把门锁起来。"

在病情发展的最初阶段,詹尼·达顿的母亲被框进了一个安全框中,周围有各种界限("陪伴了那么多年的治疗,我十分擅长划界!")、支持网络和认可形式。失智症患者通常会不断被反驳和纠正:"今天是周日,不是周五";"你已经吃过早餐了";"你还没刷牙";"那个像真的一样的回忆是错的";"我是你的妻子,不是你的母亲";"我是你的女儿,不是你的妻子";"总之,你老了,她死了";"过去的已经过去了"。他们对现实的看法遭到否定,但现实并不是僵化的框框,它是暂时的、多样的、主观的。看待现实的方法多种多样。

在她熟悉的家里,有她的小狗,护工和女儿一天会来几次,她的外孙女也会来看望她,她勉强维持了一段时间。她的生活基本还算正常。有一天,"我们翻看相册,她认出了以前的家人和朋友，于是我开始在我做的衣服上绣他们的脸：用线‘画’的素描”。从此詹尼·达顿开始了一个创作项目，产生了那些凝视着我们的令人难忘的画像。在我看来，这对母女之间不同寻常的合作，将母亲一方的衰弱过程变成了两人对失去的探索和体验。她们在经历令人痛苦的冒险，只有她的母亲的死亡才能结束这场冒险。

雷蒙德·塔利斯曾表示，在失智症早期阶段，受影响的个体最能畅言病情。面对诊断时，再想要找到“存在的勇气”[3]可能就十分痛苦和困难，而一旦他们开始健忘，这又变得没那么困难了。克劳迪娅·瓦尔德则表示，到最后，我们只需要“祈祷恐惧消失”。1995 年，威廉·尤特莫伦在确诊后不久，创作了最后一幅大型画作《蓝色天空》(Blue Skies)。在这幅作品中，艺术家独自坐在空荡荡的阁楼工作室里，工作室的墙是蓝色和黄色的，桌子是黄色的，天空是蓝色的。打开的天窗像断头台一样悬在他的头顶。瘦弱的艺术家弯着腰坐在桌旁，手紧紧抓住桌子，仿佛不这么做桌子就会滑走，或是他自己会滑走。“对话片段”系列画作中展现了很多物体和事物的舒适性，而这幅画中没有体现这些。只有一个男人身处一个空间里，一幅冷酷凄凉的景象。

“他把自己封闭起来，”他的遗孀回忆起那段可怕的时光，“他会像活死人一样盯着天空。他既害怕，又感到羞耻。”

威廉·尤特莫伦即将创作出极具启示性的最著名的自画像，只不过那时的他毫无所知（也许他永远也不知道）。当这位艺术家短暂地住进位于伦敦女王广场的英国国家神经内科和神经外科医院时，他遇见了护士罗恩·艾萨克斯（Ron Isaacs）。艾萨克斯鼓励他继续创作，画自画像。于是，他再次拿起画笔。绘画是他将内在自我与外部世界联系起来的方式，它们是他的传声筒，是他走出自我迷宫的线索。暂时有效……

第**6**章

羞耻

请不要嘲笑我：我是一个非常愚蠢的傻老头……不要嘲笑我。[1]

我们大多数人都觉得被人嘲笑、成为大家的笑柄非常痛苦。对我父亲那辈人来说，面对这种情况也许更加痛苦，对他们而言，尊严是其身份概念的核心。我认为，失去尊严对男性的伤害往往比对女性的伤害更大。

当我回忆父亲患上失智症早期的情况，并努力想象他当时的经历时，无意中触碰到某种隐秘而危险的东西。不是失去（尽管也有失去），不是恐惧（尽管也有恐惧），也不是拒绝接受（当然少不了它），或是生活仍然会继续的感觉（我希望如此）和日常生活的慰藉。那是别的什么东西。那是一种让皮肤刺痛、肠子打结的感觉：门猛地打开，凝视前方，黑暗中灯被打开，如果你捂住脸，你赤裸的身体就会暴露在外，周围响起心照不宣的笑声和吸气声。保护层一层层被扯开，耗尽一生建立起来的防御被摧毁，一些脆弱的、隐秘的、极易受伤害的东西，一些任何人都不应该看到的东西——即使是最爱你的人，尤其是那些最爱你的人也不应该看到的东西——暴露无遗。

我的父亲有时会用被子盖住脑袋，躺在黑暗中，沉浸在属于他的温暖之中，没有人能看见他。他没有彻底隐藏诊断结果，但他也没有主动谈过它。出于某种心照不宣的默契，我们也没有在他面前提起"D"开头的那个词。他的朋友们也会避开那个词。

简和埃迪关上门，咔嗒一声把门锁上，让失智症"与世隔绝"。汤米·邓恩拉上窗帘，关了灯，拔掉电话线。帕特里夏·尤特莫伦说，她的丈夫会独自坐在工作室，他很害怕，更重要的是他感到"羞耻"。

在与失智症相关的情况下，"羞耻"这个词会被反复提及。我最近跟一个人交谈，这个人的父亲不愿——也不能——告诉任何人他被诊断为早发型失智症，尽管他可能因此丢掉工作，失去生计。我知道很多夫妻都不会把病情告诉任何人，当然，很多人都知道或猜到一二；当然，这些夫妻也知道他们知道……但这是个秘密——一个丑陋的秘密，一个令人感到羞耻的秘密。

几乎所有与我交谈过的人的生活都曾受到失智症的影响，他们也都提及因此产生的羞耻感。这种羞耻感会以多种形式出现，受影响的个人及其家庭都会产生这种感觉。因为对这种病的污名化而感到羞耻，因为失去权力和控制力而感到羞耻，因为身份被残酷剥夺、暴露出脆弱的自我而感到羞耻，因为随着时间的推移疾病影响整个身体以致身体变成一个糟糕的漏水容器而感到羞耻，因为严重丧失尊严而感到羞耻，因为失智症患者反复陷入麻烦而感到羞耻，因为那些一直被隐藏的隐私一点点被展现出来而感到羞耻。因为我们都是喜欢表演的人，我们学会了在生活的舞台上表演自己，但失智症给我们带来噩梦和屈辱，我们仿佛站在观众面前却不记得自己的台词，仿佛所有人都看到自己坐在马桶上，仿佛所有人都看到我们赤身裸体。我们不仅身体赤裸，灵魂也变得赤裸裸：那是属于我们的不停颤抖的柔软的一部分，我们用尽一生试图保护它不受热衷于批判的世界的伤害，最重要的是，不受我们自己的伤害。

当人们谈论失智症带来的羞耻感时，往往与身体的衰弱有极大关系。它还与混乱密切相关。当我们开始冒出污言秽语，喃喃自语，哭泣，说出疯狂而混乱的话，心智变得失去控制和逻辑，失去控制的身体反应可能最令人感到沮丧和羞耻。我们从很小的时候就学会了隐藏心事或只在私下说出某些事——这是自我无节制的滥用。当长久以来被严格监管的边界崩溃时，内在就会以我们不希望看到的方式出现。"别担心，这是自然现象，只是你的身体出了问题而已。"我听到一名护士安慰病人时这么说。但身体绝不仅仅是身体。身体既是我们生活的地方，也是我们生活的方式。

失智症患者还有一种额外的恐惧，那就是不知道被抹去记忆的那些时候发生了什么，只留下模糊的不安印记。发生了一些事情。发生了什么？我做过什么？人们看到了什么？很可笑吗？我很可笑吗？

我对16岁时发生的一件事印象深刻。当时我去看望我姐姐，她在德文郡上大学，和一群朋友合租了一栋房子。我很不希望自己让她失望，想给她的朋友们留下好印象。我想让他们喜欢我。他们正在家里举办小型派对，我喝了大量廉价的烈性苹果酒，烂醉如泥。我不知道自己做了什么，说了什么，去了哪里。那是一片令人难堪的空白，夹杂着些许令人痛苦的记忆碎片：我和一个我想给他留下深刻印象的年轻男人待在厕所里，他扯着我黏糊糊的头发；我躺在床上，姐姐坐在我旁边；我在花园里乱逛，滔滔不绝地谈论诗歌或爱情之类的东西；我为一段失败的感情哭泣。第二天早上，我和姐姐一起去海边，我的心情很糟糕，感觉很尴尬。我们没有谈论前一天晚上的事，我尽量装出若无其事的样子。那天是个大晴天，我躺在一块大石头上，感觉浑身无力，有点恶心，不知不觉睡着了。醒来的时候，我仍然感觉很难受，同时还被晒伤了，身上很热，一片通红，还有些刺痛。我的脸上仿佛因羞愧长出了永远不会消退的红晕。我一直想象自己在可怕的断片时刻会是什么样子：我想象着无法控制自己如何向世界展示自己时该是一副多么可笑的模样。即使是几十年后的今天，记忆中的那种羞耻感仍然挥之不去。

羞耻感是成为一个有自我意识的个体和拥有身份的重要组成部分，它存在于自我行为和自我标准的差距之中。毫无羞耻心的人，没有自我审查的意识，可能会违背大众对于社会体面人的要求。羞耻感以及随之而来的被监督、被评判的感觉，会让人产生一种不快的自我意识。

作为他者的自我，在镜子中看见的自我，在这个世界上赤裸的自我，以及泛滥的羞耻感——不是因为做了什么，说了什么，想了什么，或想象了什么，没有泄露秘密——而是因为没有成为有用的客体而感到羞耻。自我是羞耻的客体。帕特里夏·尤特莫伦曾经不得不遮住镜子，因为她的丈夫非常害怕看到自己暴露在镜子里——他已经变得让自己无法忍受，成为一个令自己蒙羞的客体。在医院或养老院，我经常看到失智症患者用手捂住自己的脸，显然是在躲避充满羞耻的世界。

失智症冷酷无情。它不仅破坏自我的感觉，还影响对自我的控制。我的父亲从不爱慕虚荣，但他确实很在意如何向外界展示自己。他每天早上都刮胡子，从不间断（可能在一天剩下的时间里，都不会刻意照镜子）；他会擦亮鞋子，把鞋带打个结实的双蝴蝶结；他会整理自己的体毛，把它们藏进衬衫里；他上班时会穿一套气派的西装，领带系得不紧不松，恰到好处。即使是一个人独处时，他也绝不会"随心所欲"（我总是随心所欲）。他常说"绅士哪怕一个人时也会使用黄油刀"，我们则会哄堂大笑，嘲讽他，因为谁会谈论绅士行为，谁又有黄油刀？但我想，如果他有黄油刀的话，他在私下里也会使用它，他还会在荒岛刮胡子、擦鞋子。因为你注重仪容——这一点都不肤浅，它就会植根于你的自我意识。羞耻感则会打击这种自我形象。

在患病的最初几年，他会有生动的错误记忆，这在失智症患者中并不罕见。这些记忆几乎总是与公开羞辱联系在一起：最常被提及的是开车，或者说再也不被允许开车。他想——回忆起——他当时正坐在自己的车里，警察骑着摩托车紧随其后，他们的脸被头盔和面罩遮住，那是一种缺乏人情味的可怕的法律力量。这有点像卡夫卡（Kafka）的《审判》（*The Trial*）里的情节。他们叫他停在路边，说他一直在危险驾驶，并没收了他的驾照（驾照确实被没收了）。在这个臆想出来的故事的常见版本里，他的名字会出现在报纸上，每个人都能读到他的失败，这是男性能力的失败。他会满怀痛苦地给地方议会写正式信件，试图为自己洗清名誉。

失智症患者比以往任何时候都更需要尊重和尊严。这种尊重和尊严就是一个脆弱的壳，保护着脆弱和恐惧的自我。当然，他们面对的情况通常恰恰相反：他们会沦为他人嘲笑的对象。当好莱坞著名女演员丽塔·海华丝（Rita Hayworth）在患失智症初期时，人们只是以为她喝醉了，并因此嘲笑她，与他们对待患有相同疾病的英国前首相哈罗德·威尔逊（Harold Wilson）的态度如出一辙。美国前总统罗纳德·里根（Ronald Reagan）也有相同遭遇。患病的英国前首相玛格丽特·撒切尔（Margaret Thatcher）晚年神情恍惚，习惯紧紧抓着手提包（大家都知道她爱喝威士忌）。失智症患者经常被嘲笑，因为忘记自己的状况非常接近闹剧：衣服歪七扭八地穿在身上，十分滑稽，甚至还会一丝不挂；胡言乱语可能成为他人欢声笑语的来源；混淆日期和时间，错误的身份，突然的污言秽语，所有的尴尬事和失误。但大家都在嘲笑他们，他们就是笑话。"请不要嘲笑我。"李尔王也曾如此请求，当他那自我夸大的大家长身份被摧毁，他最终变得像一条赤裸裸的分裂的蠕虫，泯然众人。"我是一个非常愚蠢的傻老头。"英国著名演员伊恩·麦克莱恩（Ian McKellen）对李尔王进行了极具启示性的演绎，他脱去所有衣服站在观众面前，一个陷入疯狂的老人，呈现出失智症的状态，他的灵魂和身体都赤裸裸。

我几乎不忍心想起我的父亲。我的父亲彬彬有礼，满怀骄傲，他每天把鞋擦得锃亮，小心翼翼地刮胡子，一丝不苟地打领带，像外科医生准备做手术前那样洗手，这样的他却会感到羞耻。

坐在特里萨·克拉克位于安特里姆的平房的小客厅里，我有些忐忑地问她是否感到过羞耻。她把头歪向一边。"羞耻？"

"是的。"

"尼奇，"她说道，似乎对我有点失望，我应该更了解她，"我们必须知道是什么让我们活下去。如果我们不这么做，就会失去自我，不管有没有得失智症都是如此。你必须深入了解自己。我觉得我了解真实的我。我没有感到羞耻，因为我不会让人抓现行。"

而我们很多人都被抓了现行。

羞耻。羞辱。暴露。我过去常常以为内疚是一种更高级的情感，这是一种发自内心的良知的声音，一种"从自己身上发出的评判的声音"[2]，而羞耻似乎是种更自恋的情感，是一种肤浅的虚荣和微不足道的屈辱感。那种脸红心跳，有时仿佛是会让人心理异常的青春期自我意识作祟。我认为，当一个人变得更自信、更聪明（哦，要是能这样就好了），羞耻感就会消失，不那么自我的更深刻的内疚感就会取而代之，成为一个人行为的先导。但是，羞耻感虽然与外表相关，却是一种根深蒂固的持久的人类情感。

"身份和羞耻感紧密相连，"生活在乌得勒支的杰勒德·德·弗里斯这么说，"你通过建立自我意识拥有自我，而这会带来羞耻感。"这不仅仅是礼貌、迂腐或尴尬。"自尊的一个关键部分是他人眼中的尊重"，这种需求比理性或自主有更深的根源——尊重与羞耻感密切相关，"两者都与一个人的身份和在社会秩序中的可见度密不可分"。[3] 羞耻感是自己在他人面前感到羞耻，这是一种被玷污的暴露，是一种令人震惊的认知，即我是他人眼中的我。羞耻是自我的羞耻。我就是羞耻的对象。

在《羞耻与必然性》（*Shame and Necessity*）一书中，哲学家伯纳德·威廉斯（Bernard Williams）探讨了内在世界与外在世界对抗的内涵。他写道，与羞耻相关的基本体验是"在错误的情况下，被错误的人以不恰当的方式看见。它与赤裸直接相关"。[4]（在许多语言中，"羞耻"与"生殖器"这两个词的词根明显难以区分。）内疚源于听觉——批判和谴责的声音——羞耻则源于视觉和裸露。它总是与他人的凝视相关，但它可以是想象中他人想象出来的凝视：内在化的他人，受人尊敬、有道德的他人。所以，它可以代表一种由自我导致的自我的暴露，自我向自我的揭示。它发生在比自我中心和未能达到他人期望更深的层面上。感到羞耻的时候，一个人的整个存在似乎都被削弱："另一个人看到了我的全部，而且是通过我本人看到我的一切，即使只是出于表面原因感到羞耻，比如因为我的外表，而感到羞耻的表情……不仅仅是想要隐藏，或是隐藏我的脸，而是想要消失。"[5] 消失：遮住脸，用手捂住头，想找个洞钻进去，想钻到地底下去，希望大地将自己吞噬。"我差点就死了。"[6]

海伦·斯莫尔[*]在其充满人道主义精神、涉及内容广泛的探索老年的书中指出："内在与外在的矛盾与我们以前所面对的任何矛盾都不同。"[7]这种情况在失智症早期阶段被有力放大。自我注视着日渐衰弱的自我，它既是主体又是客体，是局促不安的观众，也是不停忘词的演员，脏裤子拖到脚踝，跌跌撞撞从错误的门撞进错误的房间，一脸惊讶自惭的表情。把你自己看作丢人现眼的他人，从镜子里看到你自己的脸，但那却是一张属于你死去的父亲的脸，或是一张没能表现出你花了很长时间塑造的自我的不光彩的闯入者的脸。

在塔维斯托克中心，精神分析学家蒂姆·达廷顿（Tim Dartington）、安德鲁·库珀（Andrew Cooper）和临床社会

---

* 海伦·斯莫尔（Helen Small），牛津大学英语语言文学默顿讲席教授。本书提到的探索老年的书为她的作品《漫长的人生》。——译者注

工作讲师克莱尔·肯特（Claire Kent）和我讨论了"虚构症"（confabulation）问题。安德鲁·库珀认为，这意味着"编造一个借口"。蒂姆·达廷顿则表示，失智症患者经常为自己找借口。[他的妻子安妮（Anne）早年死于失智症，她本人也曾生动描述过这种疾病像狐狸一样悄然来到她身边，同时也描述了她的"不忠的大脑"的情况。]"但是，"他继续说道，"如果你不断重复叙述，间或稍有纰漏，就会暴露自己。我们希望被发现，但不想被揭发。一些失智症患者耗费大量精力避免被发现：不仅仅是字面意义上的隐藏，而是寻找可以掩盖记忆失误、混乱和错误的策略。"

除了蒂姆·达廷顿所说的找借口之外，失智症患者还有一种普遍习惯：提出问题或发表评论，但不会暴露其知识匮乏。失智症患者可能不知道自己是几个月来第一次见到你，还是几分钟前才刚见过你，他们会用含糊的问候来评估情况。他们可能知道自己认识你，但不太确定你们之间确切的关系，于是会想方设法寻找相关线索。他们也许记得被要求做某事，但却想不起那件事是什么。不断即兴发挥，抓住各种提示，寻找蛛丝马迹，在虚无的不确定性中寻找一丝坚定的确定，这一过程充满压力，异常艰难。

照顾失智症患者的人通常会与患者共同完成"虚构"任务，尤其是当这些看护人是其伴侣或配偶，并且已经建立了互相支持的关系。毕竟，他们参加同一场演出这么长时间了，双方既是主演，也是彼此的观众。正如埃迪·贝尔害怕妻子泄露他们共同的秘密一样，看护人会给他们所爱的人找借口，为他们打掩护，帮他们说完未说完的话，替他们编完故事，向别人解释，甚至共同承担假装正常的压力。

从某种程度上而言，这是一种善举：如果知道这种羞耻感源于脆弱的内在自我需要保护，那么你当然会用这种保护行为帮助所爱之人。但是，在亲密关系中，另一个人的身份和自我的身份或多或少紧密相连，羞耻感可以像私密的传染病一样从一个人传染到另一个人。我们不仅仅是和另一个人一起痛苦和焦虑，我们的内心也同样痛苦和焦虑，因为我们不知道双方的痛苦和焦虑何时开始、何时结束。当人们面对失智症患者退缩并保持距离时，可能并不是因为他们缺乏同情心和同理心，而是因为他们感觉到极大的危险。

"是的，确实如此。"帕特里夏·尤特莫伦肯定地说。她决定不再回避说出实情，她希望其他人知道，他们的羞耻感并不可耻。"我有时确实感到羞耻。他会在最不方便的地方大便。有一次是在邱园*。那就是场噩梦。我真是尴尬极了——有时要和这个臭烘烘的家伙一起坐火车。或者去朋友家，他也会大便，"她点了点头说道，"但我总是带着他出门。我不觉得恶心。但这真的很难。"

失智症患者主要会在患病早期感到羞耻。之后，他们的身体每况愈下，叙事自我逐渐瓦解，这种羞耻感通常也会随之消

---

* 邱园（Kew Gardens），英国皇家植物园的一部分。——译者注

失，这只是一连串残酷的失去中的一种而已。他们已不知道——或者即使知道，也已经不在乎——自己会穿尿布，随地大小便，流口水，发出听不懂的声音。在陷入自我意识和身份认同的深渊之前，他们已经回归纯真状态。

J. 贝恩勒夫 * 的《恍惚》(Out of Mind) 是我读过的关于失智症最悲伤、最具启发性的小说，书中的叙述者马尔滕（Maarten）最先意识到这种混乱，一直处于焦虑和高度警惕状态。他讲话时会注意到人们在互相对视，他知道自己什么时候犯错了，会设法退到安全区内。他清楚坚持日常活动的重要性，或是在无法坚持的时候，知道要伪装正常："撒谎，并相信谎言，编造每一分钟的生活。"渐渐地，他丧失了那种痛苦的错误感。当他说脏话时，他毫无负担。当他在浴缸自慰时，他无法理解护士和妻子的惊恐反应。当他在镜子里看到一个老人，发现他的"肚子上有一条屎痕"时，他很高兴那个人不是自己。

当记忆和维系自我的关系最终消失时，个体就会在自我与他人、时间与地点、黑夜与白天之间飘浮不定。虽然在旁观者看来，这可能十分可怕，但遗忘可以带来一种幸运——让困惑、疯狂、受辱的自我消失的幸运。再也认不出自己，再也感觉不到恐慌和羞耻。活在这个世界上，与之融为一体。

但是，失智症患者幸运摆脱的羞耻感会传递给那些照顾他

---

* J. 贝恩勒夫（J. Bernlef, 1937—2012），原名为亨德里克·扬·马斯曼（Hendrik Jan Marsman），荷兰诗人、小说家、翻译家，多数作品聚焦于对现实及其表达的心理感知。——译者注

们的人。对于失智症患者的看护人，特别是其伴侣和配偶而言，通常很难或不可能摆脱传递而来的羞耻感。在一段持续了几十年的亲密关系中，自我和他者之间的界限变得模糊，两者的身份认同紧密相连。如果他们可以成为失智症患者的声音和记忆，为什么不能成为他们的羞耻呢？

这种羞耻感比受辱、害怕被看到裸体和被亵渎更深刻：它变得与个体的存在息息相关，并蔓延至整个社会，是我们不能很好地将失智症当作一种疾病对待的原因之一。面对处于破碎和自我遗忘状态的失智症患者，我们看到了曾经的自己和未来的自己。我们想对抗这种认同。失智症晚期患者的惨状所引发的烦躁和恐惧，不仅来自这种疾病在最严重时会将一个人拆解，任其活活被摧毁，还来自它通过瓦解我们的自我意识来制造威胁，预测我们未来的耻辱。有一天，我也会变成这样。有一天，我可能会穿上尿布，在床上翻身、擦洗身体，向全世界说出长久保守的秘密。这让我们难以忍受。于是我们选择视而不见，这样就不必承受这种痛苦。整个社会也视而不见。不是我，不是我们，是他们——丢人现眼的他人。

詹尼·达顿在母亲身患失智症的漫长岁月中，与其保持着亲和、放松、完全接受的关系，值得我们整个社会学习。她发掘了某种智慧和人性，能够直面孱弱身体里装着日渐衰弱的心智的模样，只感到同情、爱和快乐。事实上，她似乎能更清楚地认识她的母亲，母亲各方面能力的下降，反而让她更珍视她的母亲。她没有为她的母亲所失去的东西而悲伤，而是接受她现在的样子："那个小老太太！"

这种强烈的羞耻感——它透过钥匙孔窥探我们，躲在角落里窃笑——对整个社会来说同样至关重要。它就像个执法者，让我们在情感、心理、社会、政治和道德层面保持正常。维系文明的是羞耻感，而不是内疚感。良好的行为是由羞耻感维持，规则因此得以遵守，承诺得以兑现，政治家的浮沉取决于它，道德则是建立在我们观察他人和被他人观察的基础之上。羞耻感一直在密切注视着我们，使得我们承担相应责任。

柏拉图（Plato）在《理想国》（*The Republic*）中思考了裘格斯戒指（Ring of Gyges）的问题，裘格斯戒指是一种可以让戒指主人随意隐身的神秘物［有点像托尔金（Tolkien）《指环王》（*The Lord of the Rings*）中的戒指］：如果没有人能看见我们在做什么，我们会做什么？照顾失智症患者的人，尤其是照顾失智症晚期患者的人，很多时候都戴着裘格斯戒指。而那个唯一能看见并感受到他们所做之事的人会忘记他们做的事情。除了处于观察状态的自我，没有人了解观察着我的那个我。失智症通常是在紧闭的门后秘密发生的。我们不可能知道在家庭、医院、养老院以及任何失去自理能力的人无法说出自己经历了什么的地方，出现了多少虐待情况。在美国，全国老龄问题委员会（National Council on Ageing）最近报告称，近一半的失智症患者经历过虐待或忽视，包括身体虐待和情感虐待——禁闭、被动忽视、蓄意剥夺权利和经济剥削。照顾失智症患者的家人常常表示，他们的亲人在医院里没有得到有尊严的对待。我们已经非常熟悉有关养老院虐待的故事。我不认为坏人才做坏事，好人也会做坏事，因为工作辛苦、压力大、报酬低、被贬低，因为缺乏监督，他们没能约束自己。如果他们严格约束自己，怎么能忍受自己的失职呢？羞耻感大有用处。

在家庭中，照顾失智症患者的重担通常会落在一个人身上。这是一项艰巨的任务，无论是在身体上还是情感上，都可能变得不堪重负。曾经还有回应，后来回应越来越少。只有你自己能听见你在说什么。只有你自己看见你在做什么。如果你不监督自己，谁知道会发生什么（实际发生了什么）？

当我父亲的健忘情况发展到中期阶段，在我单独和他在一起时，偶尔会产生一种令人不安的怪异的自我意识。我仿佛置身一间回音室，我发出的声音会反射回来。我意识到有时候我和他说话时表现得不太自然，好像在扮演一个亲切对待患有失智症的父亲的人。事实也的确如此。因为我的父亲不再像以前那样回应，于是我取而代之，成为我自己的听众。我既是女儿，也演女儿，和我的父亲说话，和我自己说话。

迪西·约翰逊（Disie Johnson）是帕特里夏·尤特莫伦的朋友，她经常参加我们的谈话，因为她的丈夫也患有失智症。她在一次见面前给我写了一封电子邮件，让我想起了曾经的感受。"失智症患者无法理解生活的意义，也很难理解简单的事情，和他一起生活就像一直在扮演一个角色……我不得不假装这样的对话完全正常——如果能用'对话'这个词来形容的话——

那些所谓对话真的只是由我提出的一系列请求，或重复我刚说过的话，或是反复解释……长期和失智症患者生活在一起，有点像一直在舞台上表演，至少也是一直在扮演一个角色，或许这就是我们感觉如此疲惫的原因所在。"她继续写道，"一直以来，你都在透过非常缓慢的慢镜头，观看真正意义上的人的崩溃。"那天晚上我们见面时，她谈起了自己的这种"戏剧表现"："多么有自制力啊！"她的笑声如此苦涩。"多么精彩的表演。我看着自己，问道：'你过得怎么样？你有什么反应？你还好吗？'我努力过得好。我很幸运，他很温柔。"她并不温柔：她脾气不太好，有点冷漠，特立独行，勇敢真实，有点夸张，在她的人生剧场里演绎着自己。

第7章

照护者

小小的蜡烛能照亮多远的地方。[1]

此时，该照护者登场了。照护者当然一直在舞台上，只是没有被注意到。

失智症的故事也是那些照护失智症患者的人的故事。如果说失智症患者是"失踪人口"，那么照护他们的人也是如此。在英国，每八个成年人中就有一个是照护者（即650万人），其中近60%是女性。据估计，他们每年为国家节省了1320亿英镑的经济开支，然而，目前照护者每周至少工作35小时，相应的报酬为62.1英镑：1小时的报酬是1.77英镑（在创作这本书时，英国的最低工资为1小时6.7英镑）。他们的价值被严重低估，而且在很大程度上得不到认可，但是，如果没有他们，整个社会结构就会崩塌。

在这支庞大的隐形队伍中，很大一部分是失智症患者的照护者：在英国，大约有 70 万人在照护失智症患者（在美国，这一人数大约为 4350 万，其中失智症患者的照护者大约为 1570 万）。其中，大约 60% 至 70% 的照护者是女性，所需护理时间越长，女性照护者的比例就越高，换句话说就是，女性照护者在这项最艰难的工作中往往更有耐力。44% 的照护者患有抑郁症等长期疾病或身有残疾。他们中的许多人是伴侣或配偶关系，因此他们自己也会日渐衰老。在美国，照护失智症患者的女性家庭成员的平均年龄为 69.4 岁。其中 30% 的照护者已经持续照护失智症患者 5~10 年，持续照护患者 10 年以上的照护者比率则略高于 20%。2013 年，英国照护者照护失智症患者的时间累积达 15 万年，也就是 13.4 亿小时。[2]

我母亲从来没有成为我父亲的"护工"。她仍然是他的妻子，和他一起生活，深爱着他，而他却慢慢走向自我迷失。在那可怕的最后一年里，她已经无力照顾他：她已经 80 多岁，多年的慢性背部劳损使她丧失了活动能力，而且她还正式登记成为盲人。一组专业人员轮班来照顾我父亲（抬起他，清洁身体和脱穿衣服……），对很多与失智症患者关系亲密的照护者而言，这些工作十分痛苦。总的来说，她仍然是他的妻子，他仍然是她的丈夫。在这方面，她很幸运。

"那简直能折磨死人，"一个照护自己患病丈夫的朋友向我坦白，"很残忍。"

好好照护。细心照顾，绝不能粗心或不负责任。疲惫不堪。做好照护者。

说起来是如此轻而易举，漫不经心。在"照护者"（carer）这个词所组成的小世界里，充满了沸腾的情绪，一大堆相互抵触和冲突的情感，而"它"始终呈现出圣洁的形象，以责任和关爱的名义进行的平静的自我牺牲。同样地，"看护"（caregiver）这个词也有一种令人不安的模糊性。它使照护看起来像一个对象而不是一个过程，它使照护行为表现为一份馈赠，一个人以自我牺牲的方式慷慨地提供，另一个人接受，暗示两者之间缺乏互惠互利。有些人更喜欢谨慎的新词"照护伴侣"（care partner）。

我们用什么样的词汇很重要。词汇总是积极主动的。"陪伴"（accompany）某人踏上迷失、黑暗的旅程：我们真的能这么做吗？在心爱之人完全感受不到爱，而只能感受到敌意、疏远、抛弃、厌恶和绝望的时候，成为其"心爱之人"（loved one）。

因为失智症发展缓慢，所以很难说什么时候就会用到"护工"这个词。一个当了50年妻子的女人（当然也可以是一直当丈夫的男人），如果她的丈夫是她唯一的爱人，她会发现自己将承担过去属于她丈夫的工作，过去由他做的决定现在要由她做，她要接管家庭财务大权，为他的过失打掩护。她发现自己变成了记事簿保管员，及时提醒他应该去哪里。她就是计时员。她得防止他迷路，或是在他迷路的时候找到他。当他焦虑时，她要安慰他。当他重复自己的话时，她得尽量保持耐心，或者当时表现得不耐烦，随后又感到内疚。当他对她大吼大叫或一脸冷漠时，她得努力提醒自己这是因为疾病而不是他本人的问题。对于自己日复一日所做的事情不为人所知、不被重视，她得表现得不在意：没人对她说谢谢，也没人表扬她做得很好。对于为了一个不理解自己的自我放弃的人而放弃一些东西，她尽量不去怨恨。她试图抓住自我，但却感觉它正从身边溜走，而且感觉生活是如此不公。就这样，慢慢地，慢慢地，逐渐失去自我。直到有一天，她发现他再也记不起昨天或那天早上发生了什么，他想不起他们一起做过的事，他们共享的记忆库正在消失，他们的关系不再互惠互利。她就是记忆，是声音，是判断，是选择，是他们过去的保管人，是他们故事的叙述者，是看门人。她会非常耐心地跟他说话，仿佛他是个孩子，或是大声地、生气地跟他说话，仿佛他是个非常淘气的孩子。她帮助他吃饭，她像喂婴儿一样喂他吃饭。她给他洗澡，帮他擦屁股，清理脏东西，尽量克制恶心的感觉。这是她曾经渴望的身体。她会给他穿上尿布，睡在另一张床上。他会对她大吼大叫，用沾满屎的手指攻击她。他会叫她"妈妈"。她在他面前失去了名字。他变得不会说话。他只是个躺在床上的人。她发现自己变得孤身一人，眼睁睁看着他们共同创造的一切化为乌有，成为未来的残骸。

在这个逐渐消失的过程中，她什么时候变成了"护工"？在什么情况下，照顾父母的孩子会自称"护工"？当他们目睹自己的父母如此无助，只剩一副躯壳时，他们又如何适应这种痛苦、混乱的过程？有些人谈到了作为护工的殊荣：蒂姆·达廷顿曾照顾他的妻子安妮，并在她生命的最后几年让她待在家里。他告诉我，他的妻子的遭遇"彻底改变了我对于我是谁、我在做什么、我的价值观是什么的思考。它改变了一切。我因此成了一个更好的人……"龙尼·卡罗尔（Ronnie Carroll）是威廉·尤特莫伦的好朋友，在他最后的可怕岁月中，他一直坚定地陪伴他，不知疲倦地照顾他。在关于威廉·尤特莫伦的短片中，他满含温情地讲述了这位艺术家的经历："可怜的比尔 *的情况变得很糟糕。我会为他刮胡子。如果他想上厕所，我会带他去厕所。我还会给他做午餐，他是个大胃王。他喜欢吃东西，如果午餐结束后有巧克力冰激凌，他一定不会错过……我会给他穿好衣服……我们一起出门，沿着运河……去他最喜欢的酒吧，我们会坐在那里，喝几杯混合拉格啤酒。我们会一边说些蠢事，一边大笑。我们相处得很愉快。那是我这辈子和男人建立的最亲密的友谊。这让我变成了另外一个人，这一点毋庸置疑。"[3]

另一些人则谈到了绝望和自我的削弱。塔维斯托克中心的安德鲁·库珀告诉我，他在做社工时遇到过一个病人，她的生活"难以为继"，再也不能为自己做任何决定："那几乎是我人生中感觉最焦虑的时候。一切都是一片空白。那种空虚感既存在于她身上，也存在于我们身上。我们都无所依附，我感觉很恐慌，这也可能反映出了她的恐慌。"但这只是他的工作，一天

---

* 比尔（Bill），威廉·尤特莫伦的昵称。——译者注

结束后他就可以回家。

安德烈娅·吉利斯在关于她的婆婆的回忆录《记忆看守人》中痛苦地写道："她支配着我，我被削弱了。"[4]

照护病人可能令人疲惫不堪，闹出笑话，也可能发人深省，还可能令人胆战心惊，时而感觉充实，时而觉得悲惨。在照护病人的过程中，照护人员的身体和情感融合在一起。他们发现自己，也迷失自己；放弃一些事情，又承担一些事情；既感觉被削弱，又感到某种扩展；行为时而糟糕，时而得体；既为自己骄傲，又感到羞愧；既觉得永远做得不够好，又希望超出别人对他们的期望。"护工"——应该有其他的词来称呼他们。

"无私"这个词几乎总是被用作褒义词——为了他人的利益，自愿放弃自己的愿望和欲望。在过去的一年里，我阅读了大量书籍，这些书的作者都欣然谈论着无私的照护，几乎是用虔诚或高尚的语言在歌颂这种行为。治疗的目的是为了康复，在社会上有很高的价值，而照护本身就是目的。一位作家将这一行为与英雄普罗米修斯和坚忍的西西弗斯的神话故事相提并论。（泰坦族神普罗米修斯违抗众神，把火作为礼物送给人类，受到众神惩罚。西西弗斯在冥界被判把一块巨石推上山顶，结果是只能眼看着巨石不断滚下山。）

从功利主义角度而言，照护没有什么价值可言，我们应该从"契约"和"忠诚"角度来考虑这一行为。照护过程中的互惠互利情况有限，甚至在失智症晚期，患者和照护者之间完全不存在互惠互利关系，照护者的成就往往存在于不被看见的细节：没有褥疮，没有营养不良，没有摔倒……不论结果如何，不论得到怎样的认可，照护者都需要从照护行为本身中寻找意义。他们是"心灵的守护者"，必须是"有信仰的人"。作家、护理学教授萨莉·加多（Sally Gadow）认为，照护是介入他人的脆弱与衰弱，并"打破自己"的过程。在这一相互破坏的过程中，在治疗模式中被认为是有辱人格的行为（比如抬起、清洗和喂食），反而成为"契约的纽带"。⁵

这是一种纯粹的无私——介入他人的恐惧、失落和脆弱，把自己的世界抛在身后，为了陪伴需要帮助的人而抛弃自我。这种无私行为高度重视自我放弃和忍受痛苦。虽然对照护行为持有这种想法，承认了这项任务意义深远，并赋予其无法量化的价值，但与此同时也打击了自主、独立和自我这些观念。当然，"自主"（autonomy）这个词过于简单，"能动性"（agency）一词也是如此。长大成人后，我总是随意说出这些话：坚持自己的立场，做我自己。真的能活得如此自由自在吗？我们生来就相互依赖，依赖是人类生存状态的有机组成部分。在人生的旅途中，作为血肉之躯，作为拥有身体和具象化思想的自我，作为丰富而不断变化的人际关系网的一部分，我们是一种持续不断的脆弱体现。也许，21 世纪的世界已经变得过于专注自我保护，树立起太多界限。我们必须持续打破界限。照护他人和被他人照护是文明的组成部分。影响如何过好人生的最基本问题是人际关系问题。我们在政治上、情感上和心理上都相互关联。然而，然而……

无私必然意味着不与他人产生联系（因为，如果没有自我，就不可能有相互的关系），那么，为什么女性会特别开始谈论自己，仿佛她们从来没有声音或体验不到欲望？美国伦理学家、女性主义者、心理学家、经典著作《不同的声音》（In a Different Voice）的作者卡罗尔·吉利根（Carol Gilligan）探索了《伊利亚特》和《奥德赛》等英雄传奇故事是如何成为讲述彻底的分离的故事。它们都是典型的男性故事，演绎了关于分离的个人戏剧，在这些如梦般的人生戏剧中，亲密关系处于从属地位。珀涅罗珀一直耐心地坐在家里，一边织布一边等待，回忆过去，坚持信念。吉利根认为，长期以来，男子气概通过分离来定义，女性气质则通过依恋来定义。但是，女性和所有承担养育重任、"女性"角色的人究竟应该有多少同理心？她们应该因此而遭受摧残吗？

无条件的爱是最好的礼物，然而它正在走向毁灭。许多父母会在养育孩子过程中明白这一点，他们可以毫不犹豫地为孩子献出自己的生命。我当妈妈时（每一次当妈妈时），面对那个哇哇大哭的、粉嘟嘟的、完全依赖于我的新生命，会被一种欣喜若狂的、自我毁灭式的献身精神冲昏头脑。我对此完全没有抵抗力。我曾形容当时的自己好像一头栽进爱河。但我也觉得自己脱离了纷乱的自我，进入一个纯粹而危险的领域，我的所有精力都献给了那个幼小的、影响巨大的、无时无刻需要满足的、专横的他者。母性可以吞噬所有其他的自我。母亲很容易迷失其中，因为对孩子的爱是如此诱人，无可辩驳。想把自己从次要的、隐形的、自我牺牲的、崇拜的、想象的状态中拯救出来非常困难。想继续做一个有欲望、渴望自由（和睡眠）、愚蠢、不负责任和孩子气的人，把自己从毁灭中拯救出来非常困难。

但在这类充满爱意的故事中，婴儿会变成小孩，再长成青少年，然后长大成人，继而离开原生家庭，你们彼此放手。汹涌的爱意逐渐退潮。爱意并不会减弱，但依恋的性质会有所改变。对于失智症患者的照护者而言，当自我被破坏而不是被塑造时，爱意完全流向了相反的方向，朝着无助和轻视流去。离开家就意味着死亡。

哲学家简·英格利希（Jane English）提出过一个问题："孩子欠父母什么？"[6] 她的回答宛如一记重锤从天而降："什么都不欠。"在她看来，父母的爱和牺牲并不会制造什么债务，而是创造爱和友谊：子女应该孝顺的观念可能成为"摧毁女儿的有害的意识形态保证"。[7] 就像被锁在黑暗中的珀尔塞福涅 *，女性自我的神秘消失在黑暗世界。想想我自己的孩子，我非常赞同简·英格利希的观点：他们不欠我什么。我们之间没有欠债，也不应该有内疚感。他们应该脱离我。然而反过来却不行：我的确觉得自己欠父母很多，如果我不以某种方式回报他们为我所做的一切，我会因内疚而痛苦不堪。这不仅仅是爱，也是一种责任感，

---

* 珀尔塞福涅（Persephone），古希腊神话中主神宙斯和农业之神德墨忒尔的女儿，被冥王哈迪斯劫入冥界，成为冥后。——译者注

或许还是一种自尊。我心中有一个我想成为的人的形象。

但历史上有很多默默无闻、沉默不语的女人——她们以爱的名义保持沉默。

苏贝·班纳吉表示："每个人都给予孩子爱。作为父母，你不仅仅是在行动上妥协，还会在信仰上妥协。但我们这一代人发现，很难为父母做出同样的妥协。你会因为意识到你所做的事情能让他人心情愉悦而感到快乐，而不是因为他人在某些事情上失败而感到快乐，是你让他们感觉良好。传统自主观念的确已被颠覆，你必须权衡何为成功，这真的很复杂。善良是核心。"他补充说道："国家不提供善良，它无法提供这种东西。这是我们自己的问题，当一个人经历不同阶段的失去时，自然有付出也有收获。"

对照护者而言，努力——永远不可能达到的努力——无疑是在以爱和责任的名义抛弃自我与以生存的名义顽强地保护自我之间的危险地带游走。既要付出，又要保持自我，陪伴的人既是逐渐远离自己的人，也是滞留在某一时空的人。要有勇气、毅力、同情心和同理心，要长期坚持下去，但又不能被摧毁到自我毁灭的程度。如果自私是理想和目标，如果受苦本身被视为一种美德，那么照护者——全英上下成千上万的人，世界各地数以百万计的人，他们以爱和责任的名义，辛勤从事着西西弗斯式的工作，不仅默默无闻，还被人轻视——将永远觉得他们的工作做得不够好。内疚不由自主地涌上心头，因为生而为人感到内疚，因为自己有欲望和需求而感到内疚。追求健康和生存看起来会像不忠的行为，给自己留出空间就是背叛。

2017 年，我曾和两位女性进行了交流，她们以不同的方式给予我极大的影响。第一位是玛丽·雅各布斯（Mary Jacobus），她曾是我的导师。在我读本科的时候，她还很年轻，我有点怕她（虽然她并不可怕，说起话来温柔体贴），又想成为她那样的女人。她一直很迷人，十分内敛，极其聪明，为人小心谨慎，善良，充满自我怀疑精神。她是个正直的女人。她对男学生来说是个引人注目的存在：我还记得她脚上穿着靴子，坐在讲台边讲课的模样。（因为我从小就被教育要成为好女孩，所以我还清楚地记得有一次，在一个小型研讨会上，我是参加会议的唯一女性，她问谁可以用果酱罐喝咖啡，因为杯子用完了，我当即表示我可以。她严肃地看着我说："不，我在问男人们。别这么做。"一阵小小的喜悦流遍我全身。）

我们没有失去联系。我曾在纽约州北部的伊萨卡（Ithaca）拜访过玛丽和她的丈夫，当时她的孩子还小，大家坐在她温馨的老房子里，里面摆满了书、画和婴儿衣服（她在那里住了 40 年，但现在房子正在出售和"拆除"，准备缩建成小公寓）。她住在剑桥时，我也去过她生活的排屋。她也曾带着一丛芬芳的玫瑰来看望我，那丛玫瑰至今还长在我的花园里。她已经成为我的朋友——一个丈夫患有失智症的朋友。她的丈夫在几年前确诊，现在已经发展到中期，而她是他的主要护工，尽管她对"护工"这个词有着很强的保留意见。在其职业生涯中，她一直是女性写作和女性发声的有力倡导者。她是在第二波女性主义浪潮中成长起来的女性主义者，她对女性必须积极抵制"无私"的方式有着敏锐的心理反应：女性这种圣洁的理想会致命。她小心翼翼地谈论起这段经历，没有怨恨或自怜。她是她自己最尖锐的批评家。她正在经历这种无私，她正在思考它，思考它意味着什么，如何另寻一种生活方式，她无私的界限应该在哪里。她正在思考如何生存。

她告诉我，常态给他们搭起一座脚手架：他们每天遛狗（一条领养的边境牧羊犬，和他们关系亲密）。他们会一起做或努力完成《卫报》（ The Guardian ）上的填字游戏，有时会失败。但是，"除了日复一日地安排我们在伊萨卡的日子之外，想做或考虑其他任何事情都极其困难……这消耗了所有时间，除非我从这些日常安排中抽离出来"。

"这是涉及两个人的问题，"我们一起坐在剑桥的菲茨威廉博物馆（ Fitzwilliam Museum ）的咖啡馆，她对我说道，"我自己的思想也受到影响。我不仅仅是记忆，也是焦虑本身。"

她的丈夫变得"无忧无虑。他意识不到自己的限制在哪儿。所以我不得不成为焦虑的那个人"。因为他觉得自己无所不能，所以他可以将任何形式的批评视为迫害，一种"非常本能的想法"。她变成他的"校正员"，也是他的叙述者，从混乱、模糊和"破碎"中理出头绪。这是一项艰难的事业，威胁到她的生活平衡。"你必须给自己留出点时间，"她说道，"一个人需要保护自己，维持自己的思想。出现混乱时，你必须控制形势。剥离自己是一种防御。我一直很暴躁，也许还害怕依赖他人，感到无力和无助。"她还补充道："照护的人得持续不停地工作。"

她参加了一门课程，这门课程承诺将提供"有力的工具"帮助照护者，而事实证明，最有力的工具其实很简单："每天为你自己做点什么。"她选择为自己做的是去图书馆。她还去上意大利语课，同时继续写作，尽管属于她自己的时间越来越少。"但有时候，当我走出家门的时候，我觉得自己好像在把里夫（Reeve）移交他人：'你接手吧，保姆。'这种感觉很不好。但如果我不这么做，就会全身心投入那个世界。我不能这样。"

她的父亲晚年时患上失智症。他是个"非常难相处的人，失智症让他变得更加难相处"。她的母亲度过了一段可怕的日子，然后，她把他"扔"给了一家养老院。"这种残忍源于绝望。她想救自己的命。我可不想变得这么绝望，这么残忍。"

因此，她行事时往往经过深思熟虑，小心谨慎，不鲁莽草率，没有自毁倾向，尽量克制本性，保持耐心，尽管敏锐察觉到自己的沮丧和亲密关系逐渐瓦解，仍然努力保持宽容。她要确保自己可以长期遵守承诺，合理分配自己的时间和精力。"我还拥有他。我的失去与其说是一种哀悼，不如说是一种对过去和机会的放手。这非常痛苦。现在我知道我必须向前走，独自完成那些我们原本计划一起完成的事情。"

几个月后，玛丽从意大利给我写了封电子邮件，当时她正在意大利进行为期一个月的学术写作计划。她先是推迟，后来又几乎取消了他们计划已久、充满期待的这次旅行，最后她的丈夫又臀部骨折了。尽管他已经接受了儿子会很好地照顾他的事实，离开他时，她仍然感到十分痛苦。最终，在经历了所有的拖延、焦虑和怀疑之后，她终于抵达意大利，可以坐着眺望大海，聆听海浪拍打悬崖的声音，自由写作、思考和感受一切。这就像"喝了一大口冰水，打开了我的精神视野，赋予我思考的空间和时间，以及极具创造力的空间……"她写道，"我觉得自己好像重新获得了生活和思想"。

是的，她敏锐地意识到，只要短暂地离开他，她就能重新获得自己的生活。她知道自己虽然是二人组合中的一员，却坚持不要形影不离：她会独自旅行，独自做自己的事，从方方面面"保留"（不是维护，而是保留）自己的生活。"这么做也许可以拯救我自己，却也会成为一个问题。"因为失智症患者的照护者的生活面临双重危险：一是为了保护自己而退缩，一是因他人的依赖而毁灭。

找回自己的生活，哪怕只是一小会儿，照护他人，却又能在精神上幸存。一个人应该付出多少？一切？全部的自己？总是付出太多，永远都不够。

第二位女性不愿意透露姓名。在我找她交流有关她照护患有失智症的丈夫的经历之前，我从没见过她。但我对她有种似曾相识的感觉，或者至少觉得她曾和我交流过，因为她在漫长而丰富的学术生涯中所写的很多东西，我都曾反复阅读。我喜欢她打开通向那些看似难以触及的思想和想法的大门，把那些看似毫无关系的事物联系起来的方式，在她的引导下，这些事物都能焕发出新的生机。我还很喜欢她感性的思考方式。此外，和玛丽·雅各布斯一样，她对于时间的流逝、死亡、从女性角度阐释如何做女人以及保持沉默是什么感觉有过很多思考。

她和丈夫住的房子很漂亮，有个大花园，已经开始透露春意，花蕾含苞待放，静待回归多彩世界。她现在已经 80 岁出头，但年龄并没有使她的思维迟钝。我们坐在厨房里，这是整个房子的中心，到处堆满了东西——书、报纸、游戏卡、孩子用的高脚椅（她有孙辈）、杯子和鲜花，墙上还挂满了东西——各种家庭照，以及各种杂物。在我们交谈前以及谈话结束后，我都见到了她的丈夫，他身材瘦削，有点驼背，脸上布满皱纹，面带微笑，却难掩紧张，行为举止彬彬有礼。他和我握了手，欢迎我的到来。他曾经是位杰出的学者和作家——他一生中的大部分时间都依靠头脑生活。他们结婚 50 多年，有三个孩子。坐在这个温馨的家里，面对热情好客的他们，我轻易就能看出他们一起创造了美好的生活。

2016 年年初，他饱受动脉瘤困扰，最后接受了预定的手术。当然，现在回想起来，她希望他没有做这个手术。当时，他上了年纪，行动有些迟缓，但还能工作，而且刚刚开始创作一本新书。后来他们常去看病的一位精神科医生问他们，手术过程中是否有短暂的脑部供血中断。"这个啊，我不想追究。"她答道。

无论什么原因，他的失智症都是突然冒出来的。刚从医院回家时，他还算正常，但很快就变得很糊涂，说话也含糊不清。

之后，他因尿路感染再度入院又出院，其间他还感染了艰难梭菌——一种最常在医院传播的细菌，感染后的症状包括腹泻和恶心。"到了 3 月，他的身体和认知情况都非常糟糕。他说话变得语无伦次，我打电话给医生，医生做出了紧急评估：他们发现他的肾脏正在衰竭。他打上了点滴，恢复了正常状态。但他已经虚弱不堪。情况刚开始恶化时，他有时会问：'我们的未来会怎样？'或'我们会变成什么样子？'有一天，他似乎预见了自己的未来。现在，他不会读，不会写，听不懂故事，看不了 DVD（数字视频光盘），也不能去电影院。他面临重重困难。"

回忆过去，她发现，在他做手术的两三年前，他就有认知障碍的迹象。他不再喜欢去电影院，因为他再也"看不懂电影的句法"。2016 年 3 月，当他确诊失智症时，他之前的艰难生活被暴露出来。"我想他可能在某种程度上克服了这些困难，没人理解他的难处。这种病为什么来得这么快？"她痛苦地说道，"还有他的税务问题。啊！"

她说话时自然流露出对丈夫的尊敬，既温和又悲伤。她回顾他们一起度过的漫长时光，一直说起过去的情况。"他总是非常冷静，沉默寡言。你必须读懂这种沉默，才能了解他。即使他自己知道那些年发生了什么，他也不会说出来。他意识到，自己漫长的职业生涯正在缓慢下滑。"

被确诊后，无论是在医院还是在家，他似乎完全没在意这回事。她不怎么用"失智症"这个词（他们的"与失智症共舞"课只是他们的舞蹈课），她对他说："你得了一种病，这种病让你很难看清事物是如何联系在一起的。"他不再能控制大小便，但他似乎不受影响——"他已经抽离出来。他通过抽离自身来应对羞耻，实际上，这对他来说是非常成功的做法。如果我感到沮丧，他会说：'我不知道你在说什么。'他把沟通的那一面完全堵死了。"

这种抽离非常深入。"他一直很擅长这么做。他依赖他的思想活了那么久。他一直是个非常专注的作家。他一生中几乎每天都在写作。现在，他从不去他的创作室。他甚至不看它一眼。我不认为他是刻意这么做，但当他从花园的创作室旁走过时，他不会朝左边看一眼。他已经失去了生命中的那一部分，他从不谈论它。从来没有。"

一个护工早上来给他洗澡和穿衣服，晚上再过来给他盥洗和脱衣服。其余的事情都由她负责。"一个朋友给他读书，但他却睡着了。音乐很重要，他整天听舒伯特、贝多芬四重奏和巴赫的唱片。他主要听室内乐。一曲结束，他立即开始下一曲。孙子们好似礼物——2 岁的孩子可以理解他，他们之间仍然可以直接交流。他彬彬有礼，仍然有社交活动。他仍然会说话，只是一直要有人给他一些提示。他仍然会大笑。但有时他一定觉得自己迷失了。他很困惑，会说：'我不知道发生了什么。我不知道这一切都是怎么回事。'有一次护工问他：'你还好吗？'他回答说：'不好。'"

我们一直坐在她的厨房里，手里端着咖啡，花园里阳光明媚，她一直在谈论他，从没提过自己：结婚 50 多年的妻子成了照护者。

我问她怎么能做到这一点。

"我睡得不多，"她温和地说道，"他习惯戳醒我。我们还是睡在一张床上，我们一直如此。最难的是感觉不到任何身体上的愉悦，没有任何轻松的亲密接触，总是必须努力才能做到，因为我现在有其他任务。我得帮他洗澡，为我俩做饭，安排各种事情。我们一直是平等的伴侣。"（我能想象回忆过去有多痛苦：有些事情永远成了过去，无法挽回。）"家庭生活对我们来说非常重要。我们一直互相依靠。我们曾经一起旅行，参观其他大学，有时是以学者身份，有时只是以夫妻身份。我们是平等的。我想到那些我们再也不能一起做的事情：看戏剧，听音乐会，度假。"

就像玛丽·雅各布斯一样，她也意识到需要抓住过去生活中对她来说珍贵的东西。虽然她总是拒绝各种邀请，但她的确努力去做那些最重要的事情。（她刚做了一件"激进的事"，订了两张歌剧票。）但她怀疑自己是否还会再写书。

她的儿媳最近对她说："如果情况反过来呢？""如果情况反过来，我就会去养老院。他不可能像我对他那样对我。我想过这个问题。"

现在，她意识到自己不能再继续承担丈夫唯一照护者的职责，她的丈夫将不得不住进养老院。"人们说他可能会喜欢那里，如果没有一天 24 小时待在一起，我们俩可能会享受在一起的时光。"她告诉我，她的丈夫最近经历了一次严重的癫痫发作。她以为他快死了。闪着蓝色灯的救护车把他送去了医院。他住院一周，而"我则体验到'另一种生活'"，就像她曾经拥有的生活。"我想什么时候起床就什么时候起床。房子里没有护工。我想：'天哪，世界仍然正常运转。'我去听了两场讲座和一场音乐会。就像默菲斯托菲利斯*所说：'整个世界都是你的。'你只需要伸手去抓住它。当时我就产生了一种道德上的反应：我应该这么做吗？"内疚感如影随形。

我问她是否觉得失去了他，她停下来思考了一会儿。"从某种意义上说，我正在失去他，我正在变成一个更接近于他的母亲的角色，而他和他的母亲相处得不是很好！他一直想逃离她。我在不停逼迫他。我让他做他不想做的事。我自己的母亲在其生命的最后阶段也得了失智症。当她的朋友们说那个真正的她已经消失时，我极为震惊。我想：'不！她还是我的母亲。她还是那个人。'她的大部分记忆都消失不见，或是变得扭曲、不完整，从某种意义上说，他们是在允许自己宣告她的终结。但事实并非如此。她还活着，还活在某个地方。"

她的丈夫还活着，而且将永远活在某个地方。"一个人的人格存在于过去的连贯性和逻辑中。它在我们的体格中，在我们内心里。"

我们必须能够承受悲伤，不是远离它，也不是消减它或融入它，而是承受它。悲伤是沉重的负担。

---

* 默菲斯托菲利斯（Mephistopheles），德国民间传说中的魔鬼。——译者注

帕特里夏·尤特莫伦的好朋友迪西·约翰逊也是自己丈夫的唯一照护者，她坦言："我已经走出绝望。我一直感到无比绝望。我一直尽力让他保持从前的样子。现在我不这么做了。我已经接受新的他。虽然最近我开始学习不享受他的陪伴，我对他的接受已经陷入停滞。从某种程度而言，接受就是失败。我想疾病已经赢了。"然而，她的丈夫"非常幸福。我想我是幸运的。他简直幸福得不得了！我好像让他欣喜若狂"。迪西觉得自己"完全被疾病包围了"：她患有重度失智症的"差劲母亲"住在一家养老院。她的兄弟、"最好的伙伴"患有早发型失智症：他还不到 70 岁就躺在床上，闭着眼睛，不能动弹，既活着，又没活着。她坦率而激动地谈论起自己的感受。她既想表现得当，又想活下去。

她和她的丈夫都是再婚，在各自经历了"灾难性的"第一段婚姻后，他们的婚姻"难以置信地幸福和成功"。他是经济学家、生态学家和才华横溢的业余画家。他相貌英俊，十分聪明，性格外向，为人风趣、健谈，精力充沛。"我们认识没多久就结婚了，我们彼此倾心，我们——"她犹豫了一下，不想让自己听起来过于骄傲，"我想我们曾经有一段时间很般配。"他在 73 岁时确诊失智症，当时他们生活在意大利。他们的世界——对未来的所有计划——轰然坍塌。"如果他知道后来会变成什么样子，他早就——"说到这，她用手比了个抹脖子的动作。"一开始，他有时会说：'有点不对劲，有什么地方出了很大的问题。'但现在他已经完全意识不到情况的严重性。他和他的失智症没有任何关联。如果他在电视上看到这方面的节目，他会说："哦，真可怜。"有时候有人会来照顾他，但他不知道这些人为什么要这么做。他有点担心由我一个人做所有决定——他会问："亲爱的，我能帮你什么忙吗？"或者是："亲爱的，让我提那个箱子吧。"或者是："亲爱的，我能一起去吗？"他一直很依赖我，我觉得他已经被女人惯坏了，现在他完全依赖我。他会说："你对我真好。我知道这一定很无聊……"我想他已经完全忘记自己过去的样子。他喜欢睡觉——他上了床就会说"这是天堂"。他说他想活到 90 岁。"

他们以前经常聊天，她的丈夫是个"非常健谈的人"，现在，他要么说些套话，要么根本不说话。"我们再也不闲聊了。这几乎是最难的事情——它消失了。生活一片死寂，感谢上帝，还有广播 4 台，还有音乐。"他们位于伦敦的小公寓有一个屋顶露台，她在上面种满了花，他们从露台上可以看到街上的红色公交车，以及刚刚长出新叶的树木。他会坐在露台听蒙特威尔第*，她会给他读诗，他感到十分满足。他有一个国家支持的护工，每周免费照顾他 3 小时，任何其他额外服务都需要付费。"我尽可能找机会出门。我必须这么做。我会大喊大叫吗？我当然会咆哮！他只会亲切地笑着对我说："来和我一起坐坐吧，亲爱的。"他不喜欢我待在家里，也不喜欢我不和他待在一起。这让我感到

---

* 克劳迪奥·蒙特威尔第（Claudio Monteverdi, 1567—1643），意大利作曲家、管弦乐演奏家、歌剧发展的先驱，代表作品包括歌剧《奥菲欧》《波佩阿的加冕》等。——译者注

压抑。但我们还是会嘲笑他的记忆，嘲笑我对他大喊大叫，嘲笑一切。我想："如果这事真像你想的那么有趣就好了。'"

她瞪大眼睛看着我说："我嫉妒别人。这是事实。我嫉妒朋友们，嫉妒那些可以随时出门的人，嫉妒所有的同龄人。我过着不正常的生活，哪里都不正常，除了你给自己套上的壳。没有哪个朋友真正陪我们熬过难关。我们这样的人都被日常生活拒之门外了。你当然会怨恨。海德格尔（Heidegger）说过，无聊就是当你感觉到时间的流逝——流逝的时间。你怎么会想过这样的生活？这是种什么生活？"

她苦笑起来，喝下几口酒，补充道："问题就是他太幸福了，虽然他没有这么说，但他说'我是世界上最快乐的人'，而我，我是最痛苦的人。"说完，她放下酒杯。她的面容美丽而坚毅。他们当然是一对金童玉女，世界就在他们脚下。"痛苦、疲惫和绝望。这个游戏的名字叫崩溃。"

迪西既令人敬畏，又和蔼可亲。她已经承担了这项艰巨的任务，决心把它做好，并坚持到底。与此同时，她知道自己的极限，会嘲笑自己和自己的失败，在自己不耐烦时能模仿自己强压怒火礼貌说话的声音说（她从不嘲笑或模仿自己的丈夫）："'亲爱的，起床啦……亲爱的，你能起床吗？亲爱的，我给你沏了茶……亲爱的，你还没喝茶……亲爱的，现在起床好吗？……亲爱的，该换裤子了……你得换裤子……它们在洗脸池下面……亲爱的，你还没有换呢……'一个半小时过去了，模仿还在继续，看在上帝的分上。"她不会被护工的角色吞噬。"脑力劳动，"她解释道，

"这是解药。"她去上歌剧课、语言课和帕特里夏·尤特莫伦的艺术课，还会去见朋友。当她在家的时候，会让自己做些有仪式感的事——为他们俩做些美味的午餐和晚餐，把公寓收拾得很舒服，给丈夫朗诵诗歌，在让她害怕的寂静中聆听自己声音的回声。她试图控制悲伤、愤怒和恐惧，但她时常感到孤独和绝望。她害怕自己保持平静的能力，更害怕失去他——这个她一直深爱着的男人。"我当然会继续爱他。"

"我不记得我有没有对比尔大喊大叫。"帕特里夏·尤特莫伦平静地说道。短暂停顿后，她补充道："我不想记住。"

塔维斯托克夫妻关系中心首席执行官安德鲁·鲍尔弗表示："谈论仇恨或暴怒的情绪很重要。"鲍尔弗大部分时间都在帮助夫妻度过其中一方患病的日子，确保他们不会感到孤立无援。"如果人们不能正视现实，就会开始表演，或是在一段关系中退缩并切断这一关系。人们需要属于自己的策略和防御机制。"他还谈到通常用于婴儿的"抑制"（containment）理论。该理论认为，发育发生于一系列关系中。他小心翼翼地避免暗示失智症患者就像孩子，他不喜欢将虚弱的老年人"矫情地婴儿化"，但他表示，他们和孩子一样需要某种抑制。"容纳失智症患者的容器本身需要约束，这就是俄罗斯套娃模式。如果要照护者维持自己的情绪，就需要给予他们支持。例如，如果你一遍又一遍地被人吼，你就需要外力帮助来忍受这带来的情绪波动。"他认为，你不能独自完成照护工作。照护者照顾人和"拯救意义"的工作需要得到适当的认可，这一点至关重要——他说，他们的工作往往"被人忽视，无人在意，无人记录"。

每个人的故事都不一样。我在萨福克家庭照护者联合会（Suffolk Family Carers）做过一次演讲，遇见了一个照顾有心理健康问题的女儿和患有失智症的妻子的男人。他照顾她们，从起床到睡觉一直都在做家务。他不得不放弃工作，去做这份大多数人都认为不是工作却又极其重要的工作。他们的家庭收入剧减。他失去了大部分朋友，如果他停下来想一想，就会明白自己孤独又可怜。他很务实。他只是在尽他的职责。他不觉得自己是个英雄。

我遇见过一个女人，她的丈夫对她大发脾气。她知道这是因为他的病，而不是他自己的缘故。生病前，他是个温柔的人，现在或许仍然如此。

我还遇见过一个女人，她一边照顾因癫痫发作而逐渐失去生命的女儿，一边照顾患有失智症的母亲。这个女人戴着一顶亮粉色的针织帽、一条粉色的围巾，有着我在其他照护者身上见过的那种特意流露出的勇敢的快活劲儿。

我遇到过一些年事已高、不太强壮的男男女女，但他们每天都要抬起他们伴侣的身体，承担他们的重量——这是一项艰苦的体力活。

我也遇到过一些孩子，他们把患有失智症的父母带回自己的家，他们的生活因此发生了翻天覆地的变化。

孩子们要照顾在他们小时候从未好好照顾过他们甚至虐待

过他们的父母，他们仿佛在以某种方式恢复他们世界的秩序和体面。

孙辈则是兼职照护者，同时还得担心如何在学校取得好成绩。

照护者本人很少出门：家变成了监狱，他们正在一起等待判决结果。

照护者有时会憎恨自己照顾的人，还会因为萌生这种恨意而憎恨自己。

照护者（几乎是我遇到的每一个照护者）会因为自己失去耐心和发脾气、有时得接受外界帮助、偶尔独自出去只为自己做些事情，或是短暂的自私时刻而感到内疚。自私是一种恶名，但它也可以是理智的另一种说法。

我遇到过一些照护者，他们幽默、乐观、温柔、毫无怨言，他们把自己的工作视为一种艰难的荣光、天赐之物，但他们还是会变得抑郁、难受、生气、衰弱、混乱、垂头丧气、困窘、心碎、彻底崩溃和束手无策。他们会觉得自己无法坚持下去，却还是得继续坚持。不停地坚持、坚持、坚持。这样的照护者成千上万，他们不是圣人，只是常常独自挣扎的普通人。

在汤米·邓恩和乔伊斯·邓恩夫妇整洁、温馨的小屋所做的采访，是我做过的最令人不安的采访。一开始是一个面对灾难却充满希望的故事：一个男人经历了恐惧和绝望，现在过着有目标的美好生活，努力让其他患有这种疾病的人过得更好；

一个女人在其可怕的婚姻磨难中忠诚不渝，始终支持伴侣，放弃了自己的工作来帮助他。这是一个关于忠诚、勇气、坚忍和乐观的故事。但这个故事背后还隐藏着另一个更为复杂的故事。

我已经和他们待在一起好一会儿，我们大部分时间都在谈论汤米的经历，乔伊斯会协助他讲述他的故事。也许，这种再次成为他的故事的旁观者，而不是她自己的故事的主角的感觉，是引发接下来事情的导火索。他们正在讲述汤米与人合写的一出关于失智症的戏，他们俩都参与其中，听起来很有趣。他们时而微笑，时而哈哈大笑，随意开着玩笑，乔伊斯突然平静地说：“我想说我们不再是丈夫和妻子的关系了。”

我惊讶地盯着她。

“不，”她继续说道，“汤米不再看我。我的生活如履薄冰。他会因为任何事对我大吼大叫。”

她脸上还带着笑。汤米也在笑，似乎对她的话无动于衷。我突然意识到，他们一直一起坐在沙发上，却没有看过对方一眼，彼此没有任何接触。他们都只跟我交流。回忆我们的谈话内容，我思忖着他们使用的人称代词。（人称代词经常泄露我们的秘密——它们和介词、冠词、连词，都是语言的结缔组织，可以揭示的信息远超过“实词”，因为我们是如此频繁地使用它们，常常不经思考脱口而出。）汤米从没有对他的妻子说过“你”，也没有说过主语的“我们”或宾语的“我们”。他会说“我”和“她”。

乔伊斯的话让我茅塞顿开：在我面前上演的表演有了不同

的含义——不再是理查德·柯蒂斯*的电影，而是品特†或贝克特‡的戏剧，一幕关于令人沮丧的、难耐的、孤独的场景。

"这是真的，"汤米平静地说道，"我再也不能过现实生活了。"他听起来像是在谈论一个陌生人，一个于他而言没有任何责任的人。

"这让人伤心，"乔伊斯说道，"非常、非常伤心。"

"所有情绪好像都被剥夺了，"汤米继续说道，仿佛她没有说过话一样，"我不明白她为什么需要别人告诉她为什么她看起来很不错。这毫无道理。我知道这合乎逻辑，但我的同理心已经不存在了。它被拿走了。"

我记得英国国家健康研究所失智症研究中心主任、临床神经病学教授马丁·罗瑟在女王广场那间舒适的房间里，向我描述过有关失智症患者失去同理心，不再因为他人甚至自己感到痛苦的情况。我还记得他说过，也许失去同理心就意味着失去自我。我没有说话：我能说什么呢？

"如果我说'我爱你'，那只是因为别人让我这么说，"汤米说这话的时候仍然没有看乔伊斯，"我曾经以为她是每天朝升夕

---

* 理查德·柯蒂斯（Richard Curtis），英国著名导演、编剧、制片和演员，代表作有《四个婚礼和一个葬礼》《真爱至上》等。——译者注

† 哈罗德·品特（Harold Pinter，1930—2008），英国著名剧作家和导演，曾获诺贝尔文学奖。其作品的一个重要主题是家庭伦理，特别是家庭结构的不完整以及家庭成员关系的不和谐。——译者注

‡ 塞缪尔·贝克特（Samuel Beckett，1906—1989），爱尔兰著名小说家、剧作家和诗人，荒诞派戏剧创始人之一，曾获诺贝尔文学奖。戏剧作品包括《等待戈多》等，其戏剧中的人物大多丧失了自我，只是徒具人形。——译者注

落的太阳。我记得有一次我的确有过这种想法……翘班回家去见她。"

乔伊斯点点头。"他对我不感兴趣了。他从不说'你今天过得怎么样？''你见了谁？''你想喝茶吗？'不值得对他说什么——有时我只是走出房间，数到十，然后再回去。"

"但是当她出去的时候，"他仍然没有用"你"称呼正在谈论伤心事的乔伊斯，"就好像她只出去了几分钟，而不是几小时。我感觉不到时间的流逝。"

我匆忙回应了几句，感慨这种失去影响有多大，是疾病给予的一记重击。

汤米继续说道："我每天都在为过去的自己感到悲伤。我想念过去的汤米。有时我一觉醒来，就认不出乔伊斯了。这让我害怕。就像看到镜子里的自己，以为那是我父亲一样。"

"他传递了错误的信息，"乔伊斯说道，"他对其他人表现得很有爱。他会拥抱其他人，告诉他们，他们看起来不错。"

这是事实：他们在车站接我的时候，汤米拥抱了我，我们还手挽着手。他让我感觉亲切可人。

"我们总是将最亲近的人推开。"汤米微笑着给出了这个苍白无力的结语，对乔伊斯所说的一切都表示认同。

"他加入了一个推特群，"乔伊斯说道，"在群里他变成了另一个人！他喜欢这个群。我看着他，他很兴奋，就像这样。"说着她做了个生动的表情，兴奋地举起双手。

我问乔伊斯有没有因此生气。

"生气？哦，当然！我知道这是疾病作祟，但我很生气。我还不能表现出来，因为汤米会朝我扔东西。"汤米轻轻地点点头。"我爱汤米，但已经不再痴恋他。他将我越推越远。"

不久前，她说服他一起去参加婚姻咨询，但他讨厌这么做："那是在聆听现实，也是在聆听我的失败。知道怎么做和真正去做是有区别的。我可以读一本关于如何开飞机的书，但我不会真的去开飞机。"

他们的两个孩子给予她很大的支持：她的女儿告诉她，她必须过自己的生活；她的儿子建议她不要让汤米控制她。"因为他的确会控制我。这是因为他失去了太多。"

"她不在时，我会想她。"汤米坦言。

"我觉得我在哀悼什么人。"乔伊斯表示。

"这是漫长的告别。"

"但我不能灰心丧气。我不能。我只能坚持下去。"

"我会哭。"汤米说道。

"我没见你哭过一次！"

"我真的哭过。我一个人的时候。她在身旁时，我感觉很安全。"

"我想念很多东西。我的工作，我曾经会做和喜欢做的事情，我们所有的计划。我想念我们的亲昵：一个吻，一个拥抱。如果我想拥抱他，他只会把脸贴过来，想要尽快结束一切。但我一哭他就受不了。从来没法应付。我不得不一直压抑自己。有时候，我觉得他永远不会为我挺身而出。这真的太难熬了。这实在太可怕了，它让我们开始质疑我们之间一直以来如此牢固和美好的关系。"

"我好像站在自动扶梯上。它缓慢运动，却是在下降。"

"我觉得我们已经没有希望了。"乔伊斯说道，她神情黯淡，但没有流泪。

"失智症带走了希望。"

"但我为自己感到骄傲，"乔伊斯继续说道，"非常骄傲。没人能容忍汤米，如果我俩位置互换，汤米不会陪在我身边。"

"我不会。如果她对我做了我对她做的事，我早就扯光自己的头发了。"

"我经历了地狱般的生活。"乔伊斯坦言。

汤米怜悯地看着我说道："我知道。如果你拍电影，会想要一个大团圆结局，不是吗？"

结束采访离开时，我深感震撼，为一种疾病的残酷所震撼。这种疾病可以攻击最珍贵的东西，不仅夺走记忆和能力，还带走爱。见面之初，汤米给我看了几个同心圆，世界在边缘，"我"在中心。对汤米而言，似乎只有"我"完好无损，将它和人类联系起来的纽带磨损断裂了。他是多么孤独，她是多么孤独。

采访并不圆满，但第二天汤米给我发了一封电子邮件：

> 我真的很喜欢我们的谈话，但我从中学到的最重要的事情是，我没有让失智症打败自己，所以，我为什么要让它

夺走我对乔伊斯的爱呢？我真的要努力找回我们曾经拥有的爱，或者我应该说我们仍然拥有的爱，因为如果你扇动即将熄灭的火，可以让它再次熊熊燃烧，所以要坚持到最后。

几个月后，他又给我写了封电子邮件：

我每天都在努力控制失智症这头野兽，但乔伊斯一直很好。她不知怎么学会了调整……开始接受在糟糕的日子里，说话和做事的是失智症，而不是汤米，她还意识到顺其自然才能让我平静下来，而不是和我争论或对抗。现在，她明白了我做的那些事都不是针对她或有意伤害她。我们现在有很多欢笑和拥抱，所以，我们比见你之前更快乐。我们意识到，如果我们不努力，就会失去一些美好的东西。

乔伊斯也给我写了邮件，重复了汤米的话：

虽然仍然很难接受汤米不能做他曾经做过的所有事情，但我们现在感觉更快乐了。我仍然想念过去的汤米，衷心希望过去的他能回来，但我知道这不可能。我们努力享受我们在一起的所有时光，我喜欢和他一起加入各种各样的群，因为我知道，要真正享受和他在一起的休闲时光，我必须走进他的世界。失智症占据上风的时候，会有一些糟糕的日子，但美好的日子有助于弥补这些时间。最重要的是永不放弃。我每天醒来都希望汤米还在身边,希望他能认识我。

在这段充满坦然之情的话中,有一句令人印象深刻:"我必须走进他的世界。"照护者面临一个永恒的困境:要在多大程度上坚守旧世界——独立的自我,而为了体现善意和忠诚,维持关系,关心他人,又要在多大程度上放弃它。

汤米在之前的电子邮件中写道:"要坚持到最后。"我满怀钦佩,又感到不安,满怀希望又感到恐惧,我也在坚持。

第 **8** 章

通过艺术交流

他们手牵着手，在沙滩边，

在月光下翩翩起舞。[1]

我父亲喜欢跳舞。年轻时，他的舞步灵活流畅，上了年纪，他的身体仍然记得所有步伐，舞步仍然轻盈。在瑞典举行的肖恩 50 岁生日派对上，我的父亲走进舞池，欢快地跳起了探戈。他为自己的灵活感到骄傲，带着那些惊讶的舞伴绕着旧谷仓翩翩起舞。他喜欢唱歌，时不时坐在我们几年前买的钢琴前，弹奏爵士、拉格泰姆 *或即兴曲子，嘴里唱着欢快的歌。他喜欢画画，通常会画水彩风景画和静物画，但偶尔也会用炭笔画速写。

---

* 拉格泰姆（ragtime），19 世纪末 20 世纪初美国早期爵士乐，是美国历史上第一个真正意义上的黑人音乐。——译者注

他最后一次和我们一起去瑞典度假的时候，甚至还带着调色板和螺旋装订绘画本，看着窗外的湖和树，偶尔用画笔蘸着鲜艳的颜料，在厚纸上涂涂抹抹。他喜欢朗读故事和诗歌，爱把内容演出来，那种无拘无束的热情让他看起来有些孩子气。在某些方面，他是个害羞的人，但他每天的创造力又充满乐观精神和自信，仿佛生命的流动，如呼吸般畅通无阻。

在他生命可怕的最后几个月，他所在的楼下小房间里会放着音乐，我们经常给他读诗：每次都是相同的几首诗——他多年前读给我们听的那些诗。《猫头鹰和猫咪》（"The Owl and the Pussycat"），曾经逗笑他的奥格登·纳什（Ogden Nash）*的诗句，《强盗》（"The Highwayman"）†，《我孤独地漫游，像一朵云》（"I Wandered Lonely as a Cloud"）‡和《如果》（"If"）§等经典诗歌。有一次，我、肖恩和我们的四个孩子一起走进他的房间，我们一起朗读——其实是断断续续齐声诵读——"我必须重返大海，去往孤独的大海和天空"¶，他当时已经不能说话了，但也跟着读起来……我们一直靠近他，面带微笑，眼泪却顺着脸颊流下来。

---

* 奥格登·纳什（Ogden Nash，1902—1971），美国诗人，以其非传统的押韵方式被《纽约时报》称为"美国最有名的幽默诗人"。——译者注
† 英国诗人阿尔弗雷德·诺伊斯（Alfred Noyes，1880—1958）作品。——译者注
‡ 英国诗人威廉·华兹华斯（William Wordsworth，1770—1850）作品。——译者注
§ 英国诗人约瑟夫·鲁德亚德·吉卜林（Joseph Rudyard Kipling，1865—1936）作品。——译者注
¶ 英国诗人约翰·梅斯菲尔德（John Masefield，1878—1967）诗作《海之恋》（*Sea Fever*）。——译者注

他记得这首诗的最后几句，那些押韵的词语，那些关于自由、友谊和死亡的只言片语："孤独的大海和天空"，"为之引路"，"我只要"，"让诡计在好梦中消散"……在他那混乱、纠缠不清、混沌的大脑里，一切似乎都被封锁，意识的残骸周围竖起壁垒，阻止意识进出，世界的喧嚣离他而去，他很久以前爱过的诗句的记忆仍在轻轻回响。这样的时刻对他来说是一份礼物，对我们而言也是如此，我们之间开启了不可思议的互惠空间。

我不知道这令人快乐还是悲伤。这让我想大声哀号。但我的确知道，艺术的神奇之处在于，它能找回那个似乎迷失的人。它仿佛一根金线在被彻底摧毁的文明、瓦砾、混乱和破碎的意义中编织，仿佛一束光在黑暗中闪烁，也仿佛一个声音在说话。我在这里。我在这里。我一直在这里。

几个月前，我打开收音机，听见一个声音说，创意写作有助于加速伤口愈合。我大为震惊，调高了音量。参加实验的志愿者被轻微割伤，其中一半的人被要求写一些生活中令人痛苦的事情，另一半人则写一些生活琐事。结果，带着忏悔心情写作的那一半人的伤口愈合得更快。皮肤能感觉到思想或情绪。我们的思想支配着我们的身体，它既存在于我们的身体里，又是我们的身体——我们不能将两者分开。语言和自我表达确实有助于减轻痛苦和苦难。艺术可以是良药，对身体和灵魂而言皆是。

被确诊失智症之后，威廉·尤特莫伦在孤独和恐惧中退缩到自己不断缩小的世界。但有一天，他再次拿起画笔，并在接下来的几年里，以令人惊叹的自画像记录了自我的迷失，这些自画像在今天看来仍然如此独一无二——"我"观察着正在消失的"我"。它们是艺术、医学和心理学档案。它们展示了他为了维持艺术家和人的身份而进行的斗争，它不可思议地占据了艺术家的内心世界，以及注视着他的外部世界。威廉·尤特莫伦总是通过艺术来表达自己，通过这些自画像，他再次与世界交流，而世界也在与他交流。

惠康基金会（Wellcome Foundation）的神经心理学家塞布·克拉彻（Seb Crutch）博士曾是威廉·尤特莫伦的医生，他正负责一个名为"出离意识的创作"（Created out of Mind）的项目。他既想"丰富我们对失智症患者生活的感知"，呈现其多样性而非一直持续或不可避免的痛苦症状，同时也想探索艺术丰富失智症患者生活的不同方式。艺术不是一种爱好，也不是一种消磨时间的方式，而是一种释放日常创造力的方式，帮助人们在这个世界错综复杂的交流网络中保持一席之地。

惠康基金会位于伦敦交通繁忙的尤斯顿路（Euston Road）的一栋高楼内，在其居高临下的总部办公室内，塞布·克拉彻通过动画描述了我们应该如何学会重视失智症患者的感受："我们希望受到失智症患者的启发，他们也许会传递恐惧、悲伤和抑郁，但也有能引发好奇心的东西、吸引力和不确定性。我们倾向于认为这种感受蕴藏着价值。"

他表示，人们有时候认为"艺术应该让我们快乐"，"不！

例如，音乐可以确认我们的情绪，确认我们的悲伤。它能让我们了解自己的内心世界"。他还补充道："我们应该利用艺术做些什么，而不是给予它什么。"它与合作、参与、体现认知、日常创造力、自我与他人之间的疏松边界和活在当下息息相关。音乐、文字和图画仿佛魔毯，能将你带往一个不同的地方。

亚历克斯·库尔特（Alex Coulter）是西南艺术组织（South-West Arts）的成员，也是研究艺术对人类健康和幸福积极影响的跨党派议会小组成员，她向我重申了艺术的力量——它既能引领我们认识自我，也能引导我们了解世界。经过两年的研究取证、圆桌会议，以及与使用相关服务的用户、医疗和社会护理专业人员、艺术家和艺术组织、学者、政策制定者、各党派议员和两院议员的讨论，该小组研究得出的明确结论是，艺术可以帮助我们保持健康，帮助我们恢复健康，有助于我们获得更长寿、更美好的生活。艺术能帮助我们应对医疗和社会护理所面临的重大挑战——老龄化、长期疾病、孤独和心理健康，它还可以帮助我们在医疗服务和社会护理方面节约资金。她向我讲述了小提琴家尼尔·瓦伦丁（Neil Valentine）的一次经历：在医院的空房间里，一个女人如此焦虑不安，医护人员对此束手无策。而他轻轻地演奏起小提琴，在他持续不断的琴声中，这个女人渐渐平静下来，得到了安慰。有些事情正悄然发生：她能够在自己的内心找到平静。

失智症的一个主要风险因素是丧失听力，这么说自有其道理，因为这切断了一个人与周边世界的联系。他们退回到自己的小世界。正如亚历克斯·库尔特所说："我们最需要的是联系。"

在调研和创作这本书的过程中，我和许多失智症患者以及照顾他们的人交流过，他们都讨厌孤独、恐惧和沮丧，不太了解艺术的治愈和变革力量。他们会用近乎宗教性的语言谈论音乐：被音乐"拯救"，仿佛沙漠中的一股清泉。威廉·尤特莫伦在尽可能长的时间里坚持作画，创造各种形状和意义，将无形和无意义的东西拒之门外。空虚和恐惧在敲门，他在坚持作画。迪西·约翰逊的丈夫会听音乐，她还会给他读诗。詹尼·达顿的母亲则是女儿创作的令人难忘的"失智症织物系列"的合作者、缪斯和顾问。特里萨·克拉克会创作诗歌，虽然现在已很少动笔。丽贝卡·迈尔的父亲和她的母亲一起跳舞，他把她搂在怀里，一起重温热恋时光。我们生活在我们的身体里，我们的身体有记忆，它们会做出回应。

在谢菲尔德（Sheffield），我上了一节为失智症患者开设的舞蹈课，大家围成一个圈，老师会分发丝带，每根丝带的两端由圆圈对侧的人握着。当我们在教室里旋转、踩脚时，我们手里的丝带就会交织在一起，把大家聚集起来，组成不同的图形，把陌生人联系起来——这是一个可见的提醒，提醒我们正在做什么：制造联系。

几周后，在伦敦的一个大厅里，我与一个来自牙买加的小个子女人和一个来自伯明翰的高大男人手牵手，我们再次翩翩起舞。渐渐地，我们的自我意识消失了，我们互相咧嘴大笑起来。失智症剥夺了他们的语言表达能力，但世界上有许多不同种类的语言、许多不同形式的具象化知识和能用于彼此交流的方式。身材娇小的女人是个美丽的舞者，音乐自然在她体内流动。她应该一直在跳舞。我试着模仿她的轻盈和优雅。她向我展示她的舞步，充当我的老师。她的双脚在木地板上踏出繁复的舞步。这一刻，我们处于世界上的同一空间，我们之间的身份差异因此消解。照护者不再是照护者，失智症患者也不再是因为失能而受到限制的人；我不是观察者。我们是平等的、积极的、互惠的，流淌在我们体内的音乐把我们连接在一起。

6月的一个周日，我坐在埃塞克斯郡（Essex）的一座教堂里，看着我朋友朱莉娅（Julia）的母亲。她已经90多岁，患有失智症。有时她会感到痛苦、混乱和恐惧，但每个周日，她都会因为吟唱小时候唱过的赞美诗而得到安慰。音乐在她的记忆中留下了深刻的印象，虽然她可能再也说不出完整的句子，但她仍然能用动听的嗓音吟唱《与我同在》（"Abide with Me"），她的头会微微扬起，看起来年轻而热切，丝毫不见焦虑的情绪。朱莉娅认为，这种时候，她母亲的大脑又活了过来，"就像浸泡在水里的花朵恢复了生机"。她表示，失智症患者需要沉浸在艺术之中。

一个朋友转发给我一段关于"唱一分钟歌的男人"的视频。唱歌的老人患有失智症，他已经记不清一些事情，但是，哇哦，他还记得他唱了一辈子的那些歌。他和他的儿子在车里大声唱出这些歌。他的声音浑厚、饱满、动听，他的笑容能照亮一间屋子。他们俩兴高采烈，一边咧嘴大笑，一边放声高歌，试图压过对方，他们沉浸在这一刻的欢乐之中。这一刻，失智症销声匿迹。（汤米·邓恩曾说过："我得了失智症，但我不会让失智症战胜我。"）

无论是室内管弦乐团曼彻斯特室内乐团（Manchester Camerata）的"心中的音乐"（"Music in Mind"）项目、西南艺术与健康组织（Arts and Health South West）和伯恩茅斯交响乐团（Bournemouth Symphony Orchestra）合作的"听一会儿音乐"（"Music for a While"）项目、威格莫尔音乐厅（Wigmore Hall）的参与式音乐项目"生活音乐"（"Music for Life"），还是"家有合唱团"（"Choir in Every Home"）、"为大脑歌唱"（"Singing for the Brain"）等项目，或是医院和养老院开设的舞蹈课，美术馆和博物馆鼓励失智症患者前去参观并讨论艺术，都是为了创造"这一刻"。

我参加了一次皇家美术学院（Royal Academy）每月举办的观赏活动，这一活动参考了纽约现代艺术博物馆（The Museum of Modern Art）的"在现代艺术博物馆遇见我"（"Meet me at MOMA"）项目，该项目由两位职业艺术家负责，欢迎患有失智症的艺术爱好者来到博物馆，一起谈论一件特定的艺术品。我们坐在一幅神秘的画作前，活动结束时，我们才被告知这幅画的创作者是约翰·辛格·萨金特[*]，活动过程中大家都很平静，充满耐心，最重要的是，大家一起度过了一段时光。没有所谓错误的观点，因为观赏的方式多种多样。失智症患者通常会不断遭到否认和纠正，但在这个人性化的民主空间，人们被鼓励去观赏、思考、感受、记忆和表达自己。慢慢地，他们开始交谈。他们开始描述这幅画：一个被围墙围起来的正式花园里，有三个穿着白色衣服的女人，小路尽头有一座神秘的雕像，吸引着人们的目光。墙外是一大片阴暗的树林。有个人认为我们看到的是某个后宫，另一个人认为这是地中海某处的一座花园（事实证明他是对的：画中的花园就在意大利）。一个男人站起来，用颤抖的手杖指着画说道："那儿，那就是焦点所在。透过那儿。"他的手杖不停晃动。

"有好有坏，"另一个男人说道，"在死亡的尽头，他自己做得也没有预期那样好。"

他的妻子负责照顾他，她轻声插了一句："他想到了美国艺术评论家伯纳德·贝伦森（Bernard Berenson）。"

"可能会下雨，"有人看着画中围墙外那片阴云密布的树林说道，"很快就会下雨。"

"它看起来像一匹马的屁股。"另一个人说道，引发一阵笑声。他也咧嘴一笑，对自己的评论表示满意。

---

* 约翰·辛格·萨金特（John Singer Sargent，1856—1925），美国19世纪末20世纪初著名肖像画家，代表作有《波依特的四个女儿》《卡罗勒斯·杜兰肖像》《少女与玫瑰》《亨利·怀特夫人》和《维克三姐妹》等。——译者注

"这些树将这幅画的中心部分分隔开来，"拿着手杖的男人又指着画说道，"外面那些东西没有任何意义。甚至连那些女人也毫无意义。"他说着似乎突然生起气来。

我想起安德鲁·鲍尔弗向我介绍过，他针对失智症患者做过一项测试。他给他们看各种照片，并让他们描述看到的东西。参与测试的还有无认知障碍的对照组成员。他给他们看了一张耶胡迪·梅纽因（Yehudi Menuhin）小时候拉小提琴的照片。"失智症患者会说：'他是个聋人……他的耳朵很聋……他的小提琴上有眼泪。'这些人在男孩和他的乐器上看到了伤害。这非常令人心酸。"

（在皇家美术学院的活动结束时，一位主导讨论的艺术家谈到了评论家们在萨金特的作品中感受到的"萨金特式空虚"：所以，终究还是那个拿手杖的男人说得对。）

"女人们都气呼呼地走了，"另一个鉴赏组成员补充道，"她们说'我们受够了'。"

他们在编小故事，寻找各种线索。他们谈论着焦点和线条，而我在学习如何观赏。

"有一条线把你隔开。"一个人评论道。我看见了那条线，视线受阻。"它阻止了那些女人靠近雕像，这非常重要。有什么东西阻挡。"

他说的是我们面前的这幅画，还是他自己？每个人都在寻找蛛丝马迹，倾听彼此的评论并做出回应。可以明显感受到大家的语言能力回归，互相汲取灵感。他们被人倾听，受人尊重，并得到认可。

认可至关重要。我们都是社会人，存在于对话之中，我们都需要得到认可。健康、财富、幸福、青春和活力，我们生活在一个充满意义的世界，我们可以像指挥家指挥管弦乐队一样调动这些意义，我们通过精巧的交流网络将彼此联系在一起。做人即当如此：我们需要跨越彼此之间的隔阂，彼此联结。沟通就像绳索，穿过自我与他人之间的深渊。当传统语言开始衰弱，艺术可以拯救我们：唱歌，跳舞，在纸上画画，做些什么告诉人们我还活着，再次被触摸（而不是简单地处理），听小时候常听的音乐或诗歌，成为生活洪流的一部分。

我还记得肖恩的瑞典祖父，我只在他去世前不久见过他一次。他患有失智症，几乎不能说话。但他仍然可以弹钢琴，他的手指仍然可以按响琴键。这是记忆的体现，记忆藏在他的指尖，音乐自然流淌出来。我还想起见过一个老妇人被半抱着抬进一个房间，她的兄弟姐妹都在房间里等着：她瘦得就像冬天的鸟，就快要死去，但这时她的兄弟姐妹开始唱歌，那是一首很久以前他们小时候听过的歌。她奇迹般地恢复了活力——她的脸变得柔和，整个人年轻起来，她的眼睛亮起来，她微微笑起来，然后跟着唱起来。

纪录片《音乐之生》（Alive Inside）记录了美国一家大型养老院的一个音乐项目。项目工作人员向失智症患者的家人和护工询问他们曾经喜欢的音乐，然后为他们播放这些音乐。一位病况严重的失智症晚期患者瘫坐在轮椅上，嘴角流着口水，双目半闭，看不出是醒着还是睡着了。每天有人分几次往他的嘴里塞一些较软的食物。我们可以看到他年轻时候的照片，那时的他相貌英俊，身体强壮。他喜欢路易斯·阿姆斯特朗*：他的女儿还记得，他会跳着舞送她去学校，他会绕着灯柱一边唱歌，一边摆动身体。有人把耳机戴在他头上，突然，他黄金岁月的那些音乐涌入他的脑海。他抬起苍老的头，睁开迷糊的眼睛，脑海里浮现出熟悉的记忆。他没有牙齿的嘴咧开来，露出幸福的笑容。这一刻，他在轮椅上摇摆着起舞。接下来，这个不再说话的男人竟唱起了歌。音乐来到他面前，找到了他，使他快乐，让他起死回生。

这一幕仿佛奇迹，但它每天都在养老院、社区中心和医院上演，只要善良而富有想象力的人们意识到日常创造力并非生活必需品的附加物，而是融入生活的肌理之中，这一幕就会上演。奥利弗·萨克斯†曾写道："医学科学的功能……就是纠正'它'。"医疗干预代价高昂，而且通常只能维持短期效果，某些情况下，它可能就像一个破坏球在生命的脆弱结构中摇摆。但艺术会召唤"我"。它是一种事关人类存在的药物，让失智症患者保持主

---

* 路易斯·阿姆斯特朗（Louis Armstrong，1901—1971），美国著名爵士音乐家，曾获格莱美音乐奖终身成就奖，代表作品包括《你好，多莉》等。——译者注

† 奥利弗·萨克斯（Oliver Sacks，1933—2015），英国著名脑神经学家、具有诗人气质的科学家，擅长以纪实文学的形式将脑神经病人的临床案例写成深刻感人的故事，被《纽约时报》誉为"医学桂冠诗人"。——译者注

体性。

　　如果我患有失智症，如果我将患上失智症，我想要马蒂斯的剪纸*和巴赫的小提琴组曲。我想让露辛达·威廉斯†用低沉沙哑的嗓音演唱《你还好吗？》("Are You Alright?")，她的演唱总是让我哭泣。我还想听莱昂纳德·科恩‡、鲍勃·迪伦§和莫扎特。我还要反复聆听凯特·麦加里格尔和安娜·麦加里格尔姐妹¶的《心潮滚滚》("Heart Like a Wheel")和她们的《游泳之歌》("Swimming Song")。我想听我小时候听过的音乐、我的孩子们小时候听过的音乐，以及我们在长途旅行车里一起唱过的歌。我想听很久以前随之起舞的音乐，我想再度起舞，就像年轻时那样。我想让肖恩给我读路易斯·麦

---

* 亨利·马蒂斯（Henri Matisse，1869—1954），法国著名画家、雕塑家、版画家，晚年因身体原因不能继续绘画后转向剪纸，剪纸作品包括《飞扬的头发》《蓝色裸女》等。——译者注

† 露辛达·威廉斯（Lucinda Williams），美国歌手、创作人，曾被《时代》杂志评为"美国最佳创作歌手"。——译者注

‡ 莱昂纳德·诺曼·科恩（Leonard Norman Cohen，1934—2016），加拿大音乐家、词曲作家、小说家、诗人。早年以诗歌和小说在文坛成名，后转型成为歌手。曾获格莱美音乐奖终身成就奖，被《纽约时报》赞誉为"摇滚乐界的拜伦"。——译者注

§ 鲍勃·迪伦（Bob Dylan），美国音乐家、诗人。曾获格莱美音乐奖终身成就奖、普利策奖特别荣誉奖以及诺贝尔文学奖，以表彰其"在伟大的美国歌曲传统中开创了新的诗性表达"。——译者注

¶ 由凯特·麦加里格尔（Kate McGarrigle，1946—2010）和安娜·麦加里格尔（Anna McGarrigle，1944— ）组成的加拿大姐妹组合，民谣歌手和创作人。——译者注

克尼斯[*]和伊丽莎白·毕肖普的诗——"失去的艺术并不难掌握"[†]。还有莎士比亚（"不要再害怕太阳的灼热"[‡]）。还有胡诌诗。无论我变成什么样，文字和音乐都会寻找我，并找到我。

---

* 路易斯·麦克尼斯（Louis MacNeice，1907—1963），爱尔兰现代抒情诗人、剧作家。——译者注

† 伊丽莎白·毕肖普（Elizabeth Bishop，1911—1979），美国 20 世纪最有影响力的女诗人之一、美国"桂冠诗人"，曾获普利策奖，代表作包括《北方·南方》《一个寒冷的春天》等。这句诗出自伊丽莎白·毕肖普的诗《一种艺术》（"One Art"）。——译者注

‡ 出自莎士比亚的戏剧《辛白林》（*Cymbeline*）。——译者注

第 **9** 章

家

你可以回家了……只是，你要明白，家是一个你从未去过的地方。[1]

我们见面后不久，那位不愿透露姓名的作家和学者终于承认，她不可能继续在家照顾她的丈夫了。

通往无助的道路崎岖不平，难以预测：你以为自己走在一条笔直的道路上，通往一个已知的目的地，但结果那条路却是悬崖边缘蜿蜒的狭窄小路，充满了陷阱、急弯和令人眩晕的风景。那么一天总会到来——一些控制范围内的事情，超出了控制范围，且无法控制。日常照护已经无法满足需要，生活失去了安全规范，变得难以驾驭，充满可怕的意外。失智症患者可能会变得更加糊涂或痛苦，更加愤怒或焦虑。他们的身体背叛了他们，他们的记忆让他们失望。他们需要的照护比照护者所能给予的更多，而当照护者给予了他们所需的照护时，他们又需要更多，如此往复。

但是，做出让他们搬进养老院的决定几乎总是异常痛苦的，常常伴随着艰难的必须和痛苦的挫败感。"我不得不……""我别无选择……"即使明明是正确的选择、唯一的选择，人们在那些关于失去的谈话中流露出的挫败感往往还是非常明显。有些东西终结了：婚姻生活，自我控制，成为世界洪流的一部分。我们年轻的时候离开家，开始自己的生活，为自己建立一个新家。然后，当我们变老，我们可能会离开家，但现在这是关于某些事的终结，一场告别。无论这种改变多么积极，都标志着一个人生阶段的结束。跨过门槛，门关上了。那曾经是家。

我们认为家的存在理所当然，直到我们失去它。家不仅仅是一个地址，一个屋顶，一栋砖瓦建筑，一种慰藉，一串门钥匙，一个可以休息、做饭和招待朋友的地方，家与人类存在息息相关：它是一种深刻的人类冲动，一种稳定的归属感和存在感。一些生物学家认为可以将鸟巢看作鸟的大脑的延伸，它恰好利用了外部世界的零碎东西，而不是电脉冲，自我因此得以继续超越身体的障碍。建造一个家是一种让自我继续融入外部世界的方式，也是将世界安全地聚集在一起的方式，把它像毯子一样包裹在原始赤裸的自我周围。

我的第一次婚姻结束时，我的两个孩子一个两岁，一个还不到一岁，因此，他们的童年记忆就是带着泰迪熊和熊猫玩偶往返于不同的房子之间。这两栋房子毫无疑问都是他们的家，但我当时就知道，多年来，无论他们身在何处，都很想家，对家充满渴望。而很久以后，已经熬过最艰难时期的他们也对我倾诉了这种心情。每当我们外出，住进租来的房子或酒店时，我女儿都会有条不紊地将她的东西放进抽屉，把书放在书架上，即使我们只住一个晚上也不例外（我们因此在旅途中落下很多东西）。我们散步时，她有时候会坚持把看到的树枝都捡起来，带回自己的房间（夏天我们在瑞典度假时，散步变得缓慢而令人担忧）。无论她在哪里，都需要用令人感到安心的东西作为道具打造一个家。她现在仍然这么做。我也会这么做。打扫，种植，把冰箱塞满，收拾桌子，点上蜡烛，拉下窗帘：这不是（不仅仅是）什么家务事，而是让我在自己的世界感到安全的一种方式——把我身边的东西整理好，这样我就有了属于自己的巢。

大约 20 年前，为《观察家报》写一篇文章时，我在一家养老院住了一天一夜，那里的老人大多患有失智症。养老院很干净，运营良好，住在那里的老人得到了亲切而富有想象力的照顾。我不应该挑剔它。但那天晚上，躺在狭窄的床上，一想到我自己的人生有一天可能会这样结束，我就感到一阵凄凉：在一个"家"里，但又绝非一个家。

杰勒德·德·弗里斯有一套判断自己是否应该死了的标准。其中一个，他跟我提过好几次，就是需要入住养老院。他丈母娘住的养老院无可挑剔：当我和保利娜去探访的时候，感觉它更像一家精品酒店。这是一栋位于城市历史中心区的老建筑，门前有个公园，餐厅还对外开放，阳光能从宽大的窗户照进来，让人感觉室内空气清新，一切井然有序。这里没有尿臊味，没有人在无人看管的昏暗走廊里痛苦地徘徊。这里的员工很负责，安排的活动也丰富多彩。所有住户（我说的是行话——你不是自家的住户，只是这个养老院的住户）都穿着整洁的衣服，头发经过悉心打理。到处都有鲜花和画作。这不是私人养老院，而是公立养老院。有养老金的老人每月需要支付一部分费用，没有养老金的老人的费用则由社保负担，因此，它对患有一定程度的失智症患者也敞开大门。

我坐在其中一间客厅的一张桌子旁，身旁是保利娜的母亲。她身上有好闻的香水味，保利娜给了她香水，并叮嘱她一定要用。一个女人推着一辆小婴儿车经过，车上放着个洋娃娃。不远处，一位曾经的著名音乐家瘫坐在椅子上，旁边的架子上摆满了他的音乐激光唱片。保利娜的母亲摆弄着有花边的蓝色上衣的纽扣，面带笑容，但并非冲着什么笑。保利娜握着她的手，也在笑。我们离开时，她明显情绪波动。"我为我母亲的状况感到内疚，"她坦言，"她没有任何尊严。她失去了一切。她待在这家美丽的养老院。但每次我离开她，就是把她一个人丢在了这里。我很内疚：明知她不想过这种生活，我还是把她丢在了这里。无论从哪个方面说她都很无助，我一直很内疚。从某种程度上而言，她在我身边并不好，因为她离我太近了，让我无法摆脱这种内疚的感觉，这种感觉令人不知所措。"接着，她又一如既往小心翼翼地诚实地补充道："当然，如果有一天我把她留在这里——

这个美丽的地方，这种可怕的环境——而不感到内疚，将会是一种解脱。"

一字之差，差之千里。"家"是个很小的词，代表着一个人世界的中心，一个人从"现实的中心"[2]出发的地方。而在前面加个限定词*，在很多情况下它就不再代表安全，而是意味着迁移和无归属感。家代表着家庭的、个人的，而养老院无论多么舒适和温馨，都是专业的和机构性质的。家是你掌控自己生活的地方，养老院是你生活的部分或全部被人安排好的地方，而且也许不是以你希望的方式进行安排的。家是你生活的地方，养老院通常是你死前要去的地方。对一些人来说，养老院是最后的避难所，而对另一些人来说，这是一个你不想去却又不想离开的等候室。你们将一个接一个地收到命运的召唤。

"指引我回家的路，我累了，想睡觉。"我们在牛津郡一家专门接纳失智症患者的养老院里，围坐成一圈，唱着歌。一个年轻女人弹着吉他带领我们歌唱，她有一头耀眼的红发。我旁边的女人精力充沛，声音清亮，她用肿胀的手敲击出节奏。我对面的男人坐在轮椅上，看起来有点茫然，但他还是在吐出歌词。虽然有些人只是静静地坐着，但我们大多数人都在唱歌。我的目光从他们脸上一一扫过，想知道他们在想什么，感受到什么。"无论我漫游到何处，陆地，海洋，或泡沫之上。"我们唱道。

---

* 此处原文为"A home"，特指养老院。——译者注

坐在我旁边的女人伸出手来拍拍我的手臂，好像在安慰我。"……你总能听到我唱这首歌：指引我回家的路。"

他们的家在哪里？他们现在是待在家里吗？还是，家在别处，留在过去，永远消失了？埃迪·贝尔母亲的家在哪里？她认为自己正在自己悉心经营的家里，浴室里有雪利酒，其他人的洋娃娃都被锁在她的衣柜里。那个躺在病床上，一遍又一遍哀求带她回家的女人的家在哪里？那个从养老院跑出来、想回家的女人的家在哪里？当我的父亲躺在楼下的病床上，窗外放着鸟食架，他告诉我们是时候去那里了的时候，我父亲的家在哪儿？家是他们说你的语言的地方：我所说的语言不仅仅是指词语，而是指连接内在自我与外部世界的话语。当所有语言都消失时，哪里都不再熟悉。

建造房屋和居住在大地上的想法紧密相连［德语的"建造"（bauen）一词与英语的"存在"（being）一词在古印欧语系中有相同的词根］。没有家，一个人就"无处藏身"，迷失在"虚无"之中。移民不仅意味着漂洋过海，与陌生人生活在一起，还意味着"破坏这个世界的意义，在最极端的情况下还代表着将自己抛弃于虚幻之中，这也是十分荒谬之事"。3

在反映无家可归者流动的纪实作品中，我们可以看到逃亡的图像——人们在山路上跋涉，穿越沙漠，挤在敞口船上穿越地中海，睡在沟渠里、桥下或帐篷里，挤压着高高的铁丝网，令人震惊的大规模移民正在寻找家园，而他们所拥有的只有他们能随身携带的那些东西。他们在苦苦探求，迫切希望结束旅程。正如为众人所怀念的哲学家约翰·伯格（John Berger）所言，家并非主要是一个住所，而是一种情感和身份，是"生活中不为人知的故事"。它通过各种习惯保存下来——笑话、观点、行动、手势，"重复的原材料变成了一个庇护所"，而记忆则是"将临时搭建的家黏合在一起的砂浆"。在这个家里，有形的纪念物受到妥善安排。家变成了对"无须考虑距离远近的地方的回归"。[4]在关于其已故父亲的感人回忆录中，作家希沙姆·马塔尔（Hisham Matar）以同样的以自我为中心的方式体验了一番重回童年家园，怀抱"一种准确而简单的信念，我相信这个世界对我而言唾手可得。现在我终于回家了，这么想会不会有点奇怪？或者，这就是家？家是一个让整个世界的存在合乎常理的地方？"[5]

是什么让养老院变成了家？是什么让入住者成为新家庭的一员？是什么让一个机构成为一个有归属感的受欢迎的地方？过去几年里，我拜访了英国国内和国外的许多养老院，每次走进一家养老院，我都会感受到预料之中的情绪低落，这是一种无声的沮丧。这些养老院有大有小，有的是现代新建的，有的则位于经过改造的老房子里。它们都有长长的走廊，精心安排的照明，通常是米色或红色的可擦拭的成套家具，还有普通升降机和楼梯升降机。墙上通常都挂着入住者年轻时的照片、盛放的鲜花或宁静的水面的照片。有时能闻到一股尿臊味，甚至是更糟糕的味道，不过，这些地方大多很干净。我参加过他们的音乐课和舞蹈课，还像我们去年夏天那样，一起围成一圈载歌载舞。在这些养老院的餐厅、客厅或卧室，我和这里的住户和工作人员进行了交流。这些地方的工作人员通常工资很低，往往刚达到最低工资标准或只签订了临时合同，他们如此重要的工作几乎得不到认可。其中许多人对养老院脆弱的老人表现出极大的善意和耐心，远远超出职责所需，其中一些人似乎真的很享受这份工作，并在他们照顾的人的陪伴中获得快乐。

但我只去过那些愿意让我去参观并为我的到来做好准备的养老院，它们准备好了接受检查。"家"是一个包含着安全和归属意思的词，却也是生活中大多数不幸发生的地方。虐待和暴力通常不会来自陌生人、发生在大街上，而是发生在那些我们无法注意到或阻止其发生的私密空间，在一扇扇紧闭的门后面，针对的是无反抗之力的弱势的人。虐待在私密的地方泛滥，那些地方与家关系密切。

在美国，养老院的虐待老人案件每年都超过 200 万起，每十个老人中就有一个会遭受某种形式的虐待。失智症患者比非失智症患者更容易遭受虐待。更重要的是，虐待老人可能是这个国家报道最少的一种暴力形式。[6]

英国的情况同样不容乐观，这里的照护系统正面临巨大压力，许多专家表示，这一系统正在崩溃：家庭护工的薪水微不足道，他们花在老年人和弱势群体家里的照护时间也很少。近三年里，有 23,000 多起有关家庭照护虐待的指控，这意味着实际发生的类似事件肯定更多，因为正在遭受虐待的人通常没有能力说出实情（当然，这也是他们遭受虐待的部分原因）。许多养老院人手不足，在苛刻的预算范围内极其艰难地维持运营。过去三年中提起的数以万计的虐待指控包括疏于照顾、身体虐待、精神虐待和性虐待。[7]

在全世界范围内，无论是在贫穷的国家还是富裕的国家，无数老人和弱势群体都在恐惧、痛苦、孤独和悲伤中度过生命的最后阶段。

即使是没有发生明显虐待情况的地方，人们被当作物品对待，成为反复议论的谈资，并被剥夺所有自主权的情况也并不少见。虽然在我拜访养老院时，所有人都知道我是作家、记者和观察者，我还是目睹了工作人员对自己照顾的人表现得漫不经心和冷漠。他们似乎没有注意到被照护人的痛苦，或是将其焦虑不安视为一个人的"难搞"，把对方当成表现不好的孩子。我认为他们真的不再关注这些人是抑郁还是失去目标（事实上，对许多人而言，老年几乎就是抑郁的同义词），也不再关注他们是否孤独。"关怀计划"通常就是孤独计划，正如阿图·葛文德所写："我们最终建立的机构致力于达成无数社会目标……但却永远无法实现对生活在其中的人而言重要的目标：当我们虚弱无力时、无法自理时，如何让生活有意义。"[8]老年人的成年子女在选择养老院时通常会优先考虑安全问题。而对于不得不入住养老院的人来说，其他方面可能更重要，比如自主权、社交权或乐趣。我了解所有相关健康和安全规定，以及专业照护机构的必要官僚主义，但为什么不能让每个想要也有能力一起做饭，或在花园里养鸡、养狗、养猫和其他动物的人，尽可能地掌控自己的生活，每天都活得有目标呢？保障安全只是养老院的一小部分责任。

与我祖母入住养老院的时候相比，现在的情况正在发生变化。当时养老院阴暗的大厅里弥漫着尿氨的臭味和空气清新剂的味道，住户们整天坐在屋子一角，半睡半醒，偶尔被安排做一些有益身心却乏味的活动打发时间（如宾果游戏、拼图游戏等）。现在越来越多的养老院允许养宠物——为什么不允许呢？还允许吃饭时喝酒——为什么不允许呢？反正养老院的住户来了又去，反反复复一直如此。有些养老院基于学校而建，年轻人会来做志愿者，养老院的老人则像股东，帮助挑选员工。入住养老院的人尽力掌控自己的生活。可能（我不知道）好的养老院比不好的多。虽然个别养老院糟透了，但相当一部分养老院还是很棒的，在这些提供庇护和陪伴的地方，入住者可能会振作起来。

2013 年，诗人萨拉·赫斯基思（Sarah Hesketh）花了将近 5 个月的时间，访问一家接纳失智症患者的养老院，这是艺术家驻养老院项目的一部分。这家养老院是位于普雷斯顿（Preston）的埃尔茜·芬尼女士养老院（Lady Elsie Finney House），住在那里的老人都处于失智症晚期，其中一些人就在那里去世。萨拉表示，那里有"一种超现实的环境"。"墙上贴着奇怪的东西"：

画着舷窗的贴纸，上面还画了海鸥栖息在窗边；心形海报；一副戴眼镜的骷髅。人们被锁在自己的房间里。她说很多工作人员"都很好"，有好几个对她敞开心扉，告诉她他们的工作多么艰难，如何不被认可。第一天的访问结束时，她感到很悲伤，"我一直很伤心，但不再害怕"。在埃尔茜·芬尼女士养老院，"没人认为自己住在养老院"。他们找出各种理由解释自己为什么在这里：一个女人认为自己回到了学校，而工作人员就是她的老师。（我想起简·贝尔高兴地认为她在管理她住的养老院）。萨拉·赫斯基思还表示，在她去那里的 5 个月里，没看见有人到花园里去，那里的人仿佛生活在遥远的生活边缘。医院通常是人们关注的重点（"唱诗班和议员们都会去拜访医院"），但"养老院则处于边缘"，所以常常给人一种被"隔绝在视线之外的孤独感"。衰老会将人推向社会边缘，失智症往往会将人推出视线之外，被人遗忘。他们就是失踪人口。

我拜访过伯克郡一家新开的养老院，那里住着大约 60 名失智症患者。这家养老院由一组环形建筑组成，光线充足。一踏进那清新、干净、明亮的房间，看见到处都是鲜花，我感到如释重负。它的设计中已融入对入住者的关照和想象。每间卧室的正门上都有编号，门旁边有一扇陈列窗，里面放着入住者挑选的物品和照片，房间还有一扇后门通往庭院。养老院里还有几个小客厅、一个影厅、一家真正的商店和一间康乐室——角落里放着扶手椅，架子上摆着书和图片、拼图等有趣的东西。这是一个模仿家的养老院。环形结构意味着没有死路：人们可以一直走、一直走，不会迷路或被迫停下来。养老院里还有一个大花园和一个园艺俱乐部，另外还有一个游乐场，老人可以看着自己的孙辈们玩耍。工作人员搀扶、拥抱和触摸所照顾的老人的方式让我深受震撼：通常只有在给老人洗澡和喂食的时候，他们才会频繁触摸老人，而且他们通常都会戴着手套。如何对待住在这里的人也是员工选拔的考核内容。晚上，工作人员会穿上睡衣，这样如果有老人醒来，就知道还没到起床的时候。最重要的是，这里随时欢迎老人的家人和朋友探访，晚上也不例外。当然，入住的老人仍然会感到不安，仍然会想家：有时是因为他们刚离开家，但更多时候是因为他们想起了自己的童年、父母、藏在心中的安全感和希望，以及生活在他们面前展开的感觉。"你要想办法进入他们的世界，"养老院经理解释道，"你必须关注一些小事，给予他们尊严、尊重和自主权。你必须了解每一个人。"

我见到一个 99 岁的男人，他仍然非常想念他死去的妻子，但他现在在养老院不再感到那么孤独了。他正在结交新朋友（80多岁的"年轻人"）。我和一个女人跳了舞，她有一双敏锐的蓝眼睛，一张小脸上一直挂着微笑，她告诉我她的生活正在"粉碎"，她离开了自己的家，在家里时间过得很慢。养老院不一定是家，但照护可能是真照护——善意的行动——在许多养老院，人们都怀抱着极大的善意，尽心尽力。在人生的每个阶段，人们都需要有一个目标和一个需要扮演的角色，最近，我被人们在面对孤独、脆弱和巨大的失去时所表现出来的勇气和乐观所打动。

养老院可以变成家。或近似于家。

玛丽·雅各布斯告诉我，在她去过的伊萨卡的讲习班上，讲师建议照护者"永远不要说不"。雷蒙德·塔利斯坚定地表示，他并不排斥设想年老健忘的自己去住养老院，反而乐于接受。"我真的想去养老院。我想对特里（Terry，他的妻子）说：'一起生活47年后，我不希望你只是因为地狱般的三年记住我，只记得我是一具行为糟糕的衰弱身体。'"说到这里，他轻声笑起来。"我想，她也许应该为此签一份协议。"

我们谈论养老院时，可能会像在谈论救济院或收容失能者的仓库。从语言中就可以听出蛛丝马迹：我们会说把人"送到"养老院，就好像是送去寄宿学校，甚至是监狱；还会说"把他们放在"那里，就好像他们变成了一件物品；并且用"住户"指代他们。他们的世界不断缩小：从一栋房子或公寓缩小到一个房间，只有少量财产傍身，其他一切都留在家里，或是卖掉或转交他人；墙上的照片提醒着人们他们过去的模样。然后，缩小到窗边的一把椅子。最后是一张床……

在丽贝卡·迈尔及其家人看来，让她的母亲住进养老院的决定"很糟糕"，尽管他们已经难以为继。他们都会去看望她。一直到她去世，丽贝卡的父亲每天都会去看望她，对她的爱从未停止。但"他遇到了一个人"，丽贝卡表示。这个女人在她母亲所在的养老院工作。她和她的父亲开始恋爱。"妈妈还在那里，还活着。"说完，她看着我，仿佛要从我这里获得什么答案。她的声音里没有愤怒或怨恨。"很难接受。我看得出他有多孤独。

他又高兴起来，那种悲伤还在，但他的脸上又有了笑容。所以，我很感激这个女人。"

这与电影《柳暗花明》（*Away from Her*）中描述的情况相反，朱莉·克里斯蒂（Julie Christie）在影片中饰演一个患有早发型失智症的女人，她住进了养老院。她的丈夫眼睁睁看着她与住在养老院的另一个人相爱了。这是出轨吗？当然不是。当然是。正如丽贝卡所说，"很难接受"。

玛吉·伊斯特（Maggie East）说到她深爱的丈夫丹尼斯·伊斯特（Denis East）离开家时，哭了起来："我说'我不能这么做'，我把他丢在了那里。"

丹尼斯·伊斯特是一位极具天赋的小提琴家，曾在英国广播公司交响乐团（BBC Symphony Orchestra）、博伊德·尼尔管弦乐团（Boyd Neel Orchestra）和耶胡迪·梅纽因巴斯节日管弦乐团（Yehudi Menuhin Bath Festival Orchestra）演奏，还曾在圣三一音乐学院（Trinity College of Music）执教。50 多岁时，他创立了丹尼斯·伊斯特四重奏乐团（Denis East Quartet），随后和他的一些学生一起演奏四重奏。在他住进养老院后，他的这些学生仍然继续演奏三重奏。

他比玛吉大很多岁，他们的婚外情和婚姻造成了家庭不和。她既痛苦又骄傲地谈起他，给我看他的照片，照片中的他还是个英俊的小伙子，一头黑发，神情严肃，手里拿着小提琴。他的一生都沉浸在音乐中。他是个天才，15 岁就获得奖学金，进入皇家音乐学院学习。可以说是音乐拯救了他的人生：20岁出头的时候，身为日本战俘的他，通过在音乐表演会上演奏来逃避苦役。（她给我看了一张折了角的节目单，那是在新加坡樟宜监狱举办的音乐会的节目单，上面有他的名字：丹尼斯·伊斯特演奏肖邦、帕格尼尼和巴赫。）后来他患上严重溃疡，被安排做双手截肢手术，最后外科医生发现他是小提琴手，这才挽救了他的双手。他"身材高大"，可最后回到家时，体重只有大约45千克，长期恐惧被关在什么地方，恐惧再次成为囚犯。每次提到有副好嗓子的朋友乔治·沃尔（George Wall）时，他都会哭泣。

丹尼斯·伊斯特被朋友们称为"记忆大师"：他不仅能记住自己的事情，还能记住所有管弦乐乐谱。在集中营，他就凭记忆写出曲谱。当他的记忆开始衰退时，他表现出愤怒、害怕和沮丧，会用头撞墙，大喊大叫。（她又给我看了一张她的丈夫拿着小提琴的照片，不过照片中的人已是一头银发。另一张照片中，他身着红色套头毛衣，双手握着一只玻璃杯，好像在尽力拿稳杯子，已经流露出熟悉的紧张焦虑的神情。）玛吉仍然在做小学老师的工作，丹尼斯·伊斯特的看护人则是乔治——一只大丹犬和拉布拉多巡回猎犬的混血犬（用玛吉的话说是"中型大丹犬"），它在一段时间内负责维护主人的正常生活："每天早上，丹尼斯会带乔治散步，顺便从小店买点火腿回家放到冰箱里，然后他会和乔治一起上楼去工作室拉小提琴，中午的时候，乔治会把头放在丹尼斯执弓的手臂上，提醒他午餐时间到了。乔治的午餐是火腿，丹尼斯则会吃三明治。"

后来，这只忠诚的狗死了（跟特里萨·克拉克的狗死后，她陷入困境的情况相似），事态开始失控。她的丈夫开始迷路，他会"一直走啊走啊走啊"。在记忆力诊所，他知道自己逃不出去，但他还是会翻越高墙（他就是一个被吓坏的老人），像"逃离监狱"一样逃跑，"他想回家"。但是，家开始有了不同的含义——不再只是玛吉和他们在萨福克郡（Suffolk）改造的礼拜堂，还有他的童年。"他很想去伦敦莫拉路 48 号（48 Mora Road）看看，这是他早已去世的父母曾经生活的地方。我带他去过一次，但他没认出那个地方。他总想沿着 A134 公路走回伦敦，回到他很久以前的家，尽管当他从那场可怕的战争中归来的时候，整个人憔悴不堪，精神饱受创伤，一蹶不振，而他的父母当时并不欢迎他回来。此前，他们被告知他已经死了，当他像幽灵一样出现时，他的父亲只是说了句：'我不知道你的母亲会说什么。'"玛吉说，他对此一直没能释怀。然而，他仍然渴望回归童年的自我，渴望回到世界变得野蛮、令人心碎之前的克里克伍德（Cricklewood）郊区。

（塔维斯托克中心的克莱尔·肯特曾谈到，失智症患者在感到疲倦、焦虑或困惑时，通常会寻找他们最早的家，他们想要回到那个安全的地方。尤其到了晚上，他们还会出去寻找。找什么？找东西，但到底是什么？他们失去了一些东西：他们自己？）

丹尼斯·伊斯特常常情绪激动，很可能有暴力行为。玛吉有时会把他锁在屋里，以保证他的安全（她告诉我这些的时候有点支支吾吾）。有一天，他逃跑了，导致 A134 公路交通瘫痪。"丹尼斯在公路上穿行。大约有六个人试图拦住他，他推开了他们。他想把他的护工推到迎面而来的车流中。我说服他说我会开车送他去莫拉路，接着我就开车送他回了家。我锁上所有的门，他说：'你知道我们被锁在家里吗？被困住了？'我们被困在一起。一个邻居过来问：'玛吉，你要干什么？'"

她看着我继续说道："就这样，我把他带到一家医院的精神科，把他留在了那里。我离开了他。"说到这里，泪水顺着她的脸颊流下来。"我看着他每况愈下。他不需要尿布，但他们还是给他穿上了。这很侮辱人。"后来，他又被安置在一家养老院的安全区，但他袭击了一位老妇人，他们不让他再住下去。然后，他又在医院住了一段时间，接着又出院住进另一家养老院，他在那里住了三年。他总是想回家，不管是哪个家，但他无法逃跑。他在花园里不停地走，突然有一天他摔倒了，再也走不了路，也不能再尝试逃跑或回家。他再也无法回到健康的过去，回到用下巴夹着小提琴、音乐从手中流淌出来的时候。

他喜欢巴赫和贝多芬，痴迷于贝多芬的《升 C 小调第十四号弦乐四重奏》：到最后，乐谱变得"支离破碎"，他每天都在翻弄它。他还喜欢门德尔松的小提琴协奏曲，当他还在家时，他仍然会演奏这首曲子，或者说尝试演奏它。他们共同的梦想是把他们买下的礼拜堂改造成一个小音乐厅，现在，为了纪念他，玛吉卖掉了他珍贵的小提琴筹集资金，实现了这个梦想。她坐在他们曾经一起生活的温馨的家里，花园里有她照看着的古老墓碑,虽然死者的名字已经磨损或被青苔覆盖。她怀念她的丈夫,内心充满悲伤:那个想要回家的男人。

2004 年,威廉·尤特莫伦住进了路易丝公主养老院。他停止了画画。他无法控制大小便。虽然在自画像中,他看起来像个小个子,但他的身高其实超过一米八。他每况愈下,帕特里夏没法照顾他。她再也无力支撑。"当我送他走时,我觉得糟透了。糟糕又残酷。"她坦言,她仍然没有摆脱困境。在他在养老院拍的照片里,他虽然和其他住户站在一起,但他的孤独感显而易见。他个子很高,比同房间的任何人都高,但他却弓着背。他从来不笑。他看起来非常悲伤,发自内心地孤独。

经过多年的暴力和混乱,简·贝尔对现在居住的养老院很满意。她找到了内心的秩序,十分平静,有一种终于脚踏实地的感觉。

而对詹尼·达顿来说,"养老院根本不是什么困难的决定"。她的母亲变得越来越迷糊,时候到了。"那里有各种音乐,雷鬼——妈妈喜欢雷鬼乐*——还有艾拉·菲茨杰拉德†,而不是薇

---

* 20 世纪 60 年代起源于牙买加的一种流行音乐。——译者注

† 艾拉·菲茨杰拉德（Ella Fitzgerald, 1917—1996），美国著名爵士歌手,被誉为"爵士乐第一夫人",代表作品包括《进入每个生命都会下雨》《两个人的茶》等。——译者注

拉·林恩*和他们经常唱的战争主题歌曲。有时候我去看望她，发现他们都在跳舞。我成了这个小组的一员。我会照顾他们，和他们聊天。这太有趣了。他们教我怎么应对正在发生的事情。你必须积极融入。我身边没有家人，我很自由。我随时都可以去那儿，有时候是晚上八九点钟。那里的工作人员都很友善，简直令人惊叹！那是一个家，而我是那个家庭中的一员。"她狡黠地看着我说道："你知道我不是个完美的人。我从中收获很多。"

这种互惠的感觉贯穿了詹尼·达顿照顾母亲的故事。常常有人说，我们必须进入失智症患者的世界，这是非常有用的建议，但我们也应该记住，他们也可以教会我们一些东西。即使失智症患者的病情已经发展到晚期，我们和他们之间也可以有互助。这些人比大多数人年长，他们有最棒的故事、最丰富的知识。他们的记忆力可能会衰退，但他们作为人的价值仍然完好无损。詹尼·达顿谈论起母亲最后几年的生活，丝毫没有出于尽孝或自我牺牲的意思。她开心地谈论起那些事，感觉就像既收到了一份馈赠，也送出了一份礼物。她们一起创作了"织物系列"，母亲一动不动地坐着，女儿则用线编织出她的画像，或是告诉她哪里不对。在她母亲入住养老院的那些年里，这种关怀仍然持续着。即使在她躺在床上，体重只有大约32千克，像冬天的小鸟一样虚弱时，詹尼·达顿也会坐在母亲身边，看着阳光洒

---

* 薇拉·林恩（Vera Lynn，1917—2020），英国著名歌手，"二战"时被盟军称为"战地甜心"，并曾赴多个国家去慰问当地参战英军，被当时的首相丘吉尔赞誉为"相当于四个陆军师的力量"。——译者注

在她脸上，握着她的手，有时候还会给她拍照。她给我看了其中一张照片，她母亲闭着眼躺在床上，可能已经死去。面对如此残酷的温柔和亲密，我几乎不得不移开目光，她注意到我的举动，说道："我确实不得不停下来，问问自己这么做对不对。"我看着四周墙上挂着的"织物系列"，一张张变老、解体的脸，最后变成一张幽灵的脸。"但老年人通常看起来都很悲伤，"詹尼·达顿看出我在想什么，"他们的肌肉会松弛下垂。我们把一些东西投射到了他们身上。"

直到她母亲生命的最后一刻，她都融入其中：女儿，照护者，合作者，也是逐渐消逝的生命的记录者。"我从一开始就知道我不能有后悔的事情，我猜这是一种自我意识。"那个"家"曾经是她母亲的"家"，或者说她把它变成了"家"。

回家的渴望深藏于我们的内心——那是我们自我归依的地方。奥德修斯努力想要回到他的妻子珀涅罗珀等待、编织和拆线的地方，在那里，尽管其他人都会把他当陌生人，他的那只老狗却会抬起头认出他。在詹姆斯·乔伊斯重述的神话中，利奥波德·布卢姆在都柏林的迷宫和危险中徘徊，想要回家。* 在《绿野仙踪》（*The Wizard of Oz*）里，多萝西（Dorothy）沿着

---

* 詹姆斯·乔伊斯（James Joyce，1882—1941），爱尔兰小说家、诗人、文学评论家，后现代文学的主要奠基者之一。此处提到的作品为其代表作、长篇小说《尤利西斯》（*Ulysses*），利奥波德·布卢姆（Leopold Bloom）是其中的主人公之一。——译者注

黄色的道路，穿越女巫之地，一心想回到堪萨斯，最后她明白了"没有地方比得上家，没有地方比得上家"。T.S. 艾略特（T. S. Eliot）的《四个四重奏》（*Four Quartets*）也围绕着这种以时间、地点和自我为中心的迫切需要展开："我们将不会停止探索 / 我们一切探索的终点 / 将是到达我们开始的地方 / 并将第一次知道这个地方。"[9]

当住在养老院的人想回家时，一定是因为他们在生活中不再有家的感觉。他们在迷茫中忍受着"灼热的"思家病的折磨，想要找到"精神安全"的地方。这种缺失感导致了"被抛弃和恐惧"的感觉，就像婴儿失去了母亲一样。[10]显然，当男人想家的时候，最常想的是他们出生的地方，以及把他们带到这个世界的女人所给予的安慰（所有死去的士兵都会呼唤他们的母亲）。但身为人母的女人则会想念自己孩子出生的那一刻。[11]

我的父亲爱他的家。尽管他患失智症后最美好的回忆是在陌生的地方无忧无虑、无拘无束的生活（"二战"期间的疏散生活，年轻时在芬兰的生活，在埃及服兵役，令人陶醉的大学岁月），他仍然是个恋家的人。我的母亲骨子里是个冒险家和探险家，常常躁动不安，但我的父亲喜欢回到他的安全之地。他尤其喜爱他的花园：种植，除草，修剪，生篝火，识别各种昆虫和野花，观察灌木丛里的褐色小鸟，把自己的手弄脏。如果我们租了度假屋，他会在那里制作堆肥。在我的许多童年记忆中，他都是透过窗户望见的那个辛勤劳作的身影，忙着把铁锹插进泥土里，或是专注地盯着某些我看不见的东西。他的花园就是他的家的中心。

在他患有失智症的日子里，熟悉的家变得越来越重要：所有东西都在对的地方，所有东西都熟悉，每一天都是令人安慰的重复，墙上的时钟显示着时间，屋外的花草记录着季节更替。父亲去世前几年，我的父母从已经住了 30 年的房子搬到了镇中心去生活，在那里他们可以步行去商店和医院。搬家本身就是一场剧烈的变动，在数周和数月的时间里，不停整理一生积累的物品。像他们那一代的许多人一样，我的父母也很节俭，谁都不舍得扔掉任何东西。父亲大约有八九十条领带，很多都已经褪色和磨损。母亲还保留着已经扔掉的鞋子的内底（我记得在她的葬礼上得知，我的一个姑姑保留着从她裤子上剪下的几十条裤脚边，那些裤子对于身材矮小的她来说都太长了），以及没有盖子的特百惠盒子。地下室存放着成箱的玻璃杯，阁楼上有一卷卷被虫蛀的地毯，让人想起燕麦饼干和姜饼的破旧的饼干罐，成堆的信件和文件，20 年前的账单和多年前的植物目录。另外还有破损的瓷器，他们在法国度蜜月时买的盘子，我们小时候在学校缝的织锦，他们已经记不起名字的人的照片。我们找到一张父亲写给母亲的卡片："帕特，千言万语一句话，想家。"

在阁楼上，我的姐姐发现了一个罐子，里面装着一卷胶卷。她把它制作成 DVD，之后的圣诞节，我父母轮流和我们一起住，大家就聚在一起看这张 DVD。我们都不知道会看到什么。一阵光影闪动，嘈杂声响过后，抖动的线条消失了。画面中出现一张黑白照片，照片里有一座英国教堂。身着西装的男人和穿着长及小腿的裙子、头戴猪肉馅饼帽*的女人站在门廊门口。教堂的门开着，门前的小路上走来一对夫妻，男人穿着礼服，女人穿着带泡泡裙摆的婚纱。一对璧人光彩照人，那么年轻，那么纯真。母亲的手挽着父亲的手臂，两人都在微笑。他们朝彼此微笑，也在朝我们微笑，我们正等着他们走下岁月的阶梯。他们从过去走向我们，对未来充满希望。我们在掺杂着痛苦的爱中接受他们。

在父亲要离家几周去治疗腿部溃疡之前，他的失智症就已经很严重了。（如果我们能让时间倒流。）一个月后他回来了，但没有恢复神志。他再也没有恢复神志。

---

*　一种套叠式平顶帽，因形似猪肉馅饼而得名。——译者注

第 **10** 章

晚期

我就是这些话语，这些陌生人，这话语的尘埃，没有大地让它们降落，没有天空让它们消散······[1]

回想过去，我觉得我默许父亲长时间脱离正轨简直不可思议，或者说至少是有点心不在焉。一切发生得如此缓慢，那些几乎难以察觉的渐进式的变化悄然发生，脑海中浮现出"一二三木头人"游戏，你甚至不知道自己正在玩这个游戏。我很忙，要照顾四个孩子，得努力工作，诸如此类，寻找各种借口。直到后来，在他生命最后几个月痛苦经历的映照下，我才清楚看到他的衰弱。这就是当时的情况，那就是他要去的地方。我想问他感觉如何，我想握住他的手，告诉他我们都在他身边，一切都会好起来（当然不会，从来就没好起来）。或者只是在太阳下山的时候一起坐在花园里。

终于有那么一天，我的父亲不再是患有失智症，而是随着它死去。他并不是轻轻跨过一条模糊的界限，而是要面对突如其来的无法忽视的断裂，仿佛一个人原本一直非常缓慢地在水里下沉，突然之间却像石头一样急速沉底，没什么能阻止他。长话短说：他去医院接受治疗，虽然只是常规治疗，对他来说却十分必要，由于各种复杂的原因，他被困在医院五周时间。这段时间里（写到这时我懊悔不已），他经常是孤身一人。医院严格规定了探视时间，随后又爆发了诸如病毒，因此连续很多天都不允许访客进入。（在这种情况下，访客包括家人和护工。）护士承担着护理工作，虽然是普通病房，但里面大多是失智症患者，许多病人需要特别照顾，但忙碌的医院工作人员不可能给予他们这样的照顾。医生都忙于治病。我的父亲是个非常有礼貌的人，他就静静地躺在病床上。他不吃不喝，不下床走路，不说话，面对爱着他的人的笑脸，他也不会回以微笑。没有人握着他的手给他读诗。如果有人问他怎么样，我相信他会亲切地回答"很好，谢谢"（直到有一天他不知该如何回答）。

2014年2月，暴风雨和洪水肆虐。我父母家附近的河水暴涨，淹没了道路和田地。板球场上都漂着天鹅。有一次，我从医院开车回家，看见一个男人站在主桥的护栏上，周围全是警察在劝他不要跳下去，而河水就从他脚下咆哮而过。天空仿佛瘀青一片。一切都很疯狂。

父亲终于回家了，他骨瘦如柴，行动不便，口齿不清，十分无助。他再也没有上过楼，没有去花园散过步，没有和母亲跳过舞，没有给肉汤调过味，没有逗孙辈们玩过，也再没有举起一杯红酒说"祝健康"。我是一个中产阶级的中年职业女性，也是作家和记者。我出生于医生家庭（我的父亲、兄弟、一个女儿、一个侄子和一个妹夫都是医生）。我缺乏耐心，相当自信，不在意挑战规则——用肖恩的话说就是，我喜欢这种挑战。不论好坏，通常是在坏的情况下，如果我认为目睹了不公平的情况，一时怒气上涌，往往会出手打抱不平。我发现冲动行事比等待事情解决要容易得多：我不会忍气吞声，不会强压怒气，但也不会自找麻烦。我为什么会这么冲动，却又这么服从规则？我仍然想不明白。

2014 年 12 月，我和好朋友朱莉娅·琼斯（Julia Jones）一起发起了一项活动。这项活动以我父亲的名字命名。"约翰运动"（John's Campaign）有一个非常简单的原则：失智症患者的家庭照护人同样有权在医院陪伴他们，就像父母陪伴生病的孩子一样。失智症患者有权得到这样的陪伴。现在看来难以想象，就在不久前，父母还不被允许这样陪伴孩子。没过多久，许多医院就允许家庭照护人在严格规定的探视时间内进出病房，这似乎也是难以想象的事情。

"约翰运动"诞生于英国，对世界各地都有启发意义，因为无论在哪里，医院对年老体弱和神志不清的人来说都是危险之地。大多数国家的医疗保健模式都重在治疗：切除肿瘤，恢复心脏跳动，接上断腿……医院是封闭的，医疗空间里塞满了专家、机器和规则。但今天，随着人口老龄化的加剧，老年病人常常患有多种疾病，可能会在医院住好几个月，这种模式无法满足他们的需求。病人也是人，同样重要和宝贵，也十分危险。病毒感染可能被治愈，但病人的生命可能因此被摧毁。这个世界充满复杂的联系，交织着归属和认同的网络，我们则是拥有具身心智的个体。

人类是社会动物，我们需要社交互动，不仅仅是为了获得精神满足，也是为了发挥人类的实际作用，保障生存。把一个人单独监禁几周，他就会开始出现精神障碍的迹象。在《纽约客》的一篇文章[2]中，阿图·葛文德问道，美国无数囚犯忍受的单独监禁是否是一种酷刑。他在文中引用了威斯康星大学心理学教授哈里·哈洛（Harry Harlow）的研究成果，后者对猕猴宝宝进行了相关研究。他最有影响力和争议性的研究就是针对猕猴母子分离影响的研究，但在后来的一项研究中，他还是验证了猕猴母子完全分离的影响。

研究人员发现，将被试猕猴放入一群普通猴子中时，"通常会陷入情绪休克状态，其特征是……自闭性抓紧自己和摇摆"。哈洛指出："在被分离3个月的6只猕猴中，有1只在被放入猴群后拒绝进食，5天后死去。"在与其他猴子相处几周后，大多数猕猴都适应了新环境，但那些分离时间更长的猕猴却没有适应。"12个月的分离几乎摧毁了这些动物的社交能力。"哈洛写道。它们会一直孤僻下去，过着被遗弃的生活，经常受到攻击，仿佛主动招引虐待。

当然，这些是猴子，不是人，它们是猴宝宝，不是成年猴子。但葛文德认为，在美国的监狱里发生的事情相当于在成年人身上进行类似的实验，我们现在已经能充分认识到，这种社会剥夺是一种极其有效的残酷折磨——它让很多人精神失常。

英国的监狱也进行着这样的实验，严厉的量刑政策和人口老龄化相互结合，使得监狱成为为衰弱的老年人提供居住照护的最大机构。在生活方式、接触毒品和长期社会隔离等因素的综合作用下，囚犯比其他人衰老得更快，他们大约比其他人提前衰老15年，65岁就已尽显老态。他们也更早出现认知障碍，而且大部分未得到确诊且为人所忽视。失智症在这里肆意泛滥。

在许多医院、实施康复和救助的地方，存在一种无法避免的社会孤立，这对于一个与世界的联系已经很脆弱的人来说十分危险。将失智症患者送进医院住几周；早上6点把他们叫醒让他们吃他们不喜欢的食物；用他们认不出的名字称呼他们（或是"亲爱的""宝贝"或"我们"）或者根本不和他们说话；推着推车从他们身边经过，把药片塞进他们的嘴里；把他们塞进轮椅里，沿着没有窗户、没有尽头的走廊一直往前推；在他们的手臂上缠上止血带，把针扎进他们的皮肤；和其他几个穿着白大褂或绿色手术服的陌生人一起站在他们的床尾，一边盯着他们看，一边皱着眉头写些什么；拿走他们熟悉的一切；把尿壶从他们身下抽出来，给他们裹上尿布以防万一；不让他们接触关心他们、了解他们的需求、与他们有共同语言的人——他们饱受折磨。遭受痛苦，情况恶化，远离过去的自我，而且往往永远无法恢复。在英国，从家住进医院的失智症患者中有1/3的人再也没有回过家。

在我们发起"约翰运动"的几周时间里，收到了成百上千条来自照护者的信息，他们纷纷表示：这种情况也发生在我们身上，发生在我的父亲、母亲、丈夫、妻子、伴侣和朋友身上。世界各地的人们分享的故事，以及他们所分享的交织着痛苦和善意的群体，都在以不同形式表达着同一主题：他们的配偶和父母因为住进医院而崩溃，而不是康复。为了赶上2小时的探视时间，84岁的妻子不得不打车去看望丈夫，而且医院还不允许她和丈夫一起共进圣诞晚餐；当失智的父亲死在医院后，儿子努力不让虚弱的母亲住院；有病人在6周内瘦了30千克；有一个女儿的父亲在医院住了14周（"只有四面墙和一个盥洗池"），他的生命在那里"被拔掉了插头"。这种生活破碎不堪，这种令人心碎的悲剧发生在本该拯救他们的地方。护士、医生和医院工作人员几乎都很勤奋、聪明和善良，他们为病人所做的工作超过了职责范围。但他们也不可能给予失智症患者所需的东西——与外界的亲密联系。大量类似的故事向我们涌来，充满愤怒、内疚、无力感和失落，但也不乏鼓励、乐观和各种建议，它们还在不停涌入。

在塔维斯托克中心，克莱尔·肯特谈到了人们在医院会感受到的切实的孤独感："那种感觉就像一个人独自待在黑暗中。

有点像垂死的感觉，就是那种你必须独自面对的东西。"所有将一个人维系于他们所热爱的生活中的东西，都可能会磨损和破碎。

我们在一个厨房开启了这项运动，两个中年女人说："不应该是这样。"我的父亲几周前刚去世，我们刚刚为他举行了葬礼。朱莉娅的母亲琼（June）已经 90 多岁了，患有失智症，常常头脑混乱、愤怒和恐惧。朱莉娅一直很确定，如果母亲要住院，她一定要陪着她。我发现很难清楚回忆发起活动最初几个月的情况。当时我很痛苦，也有点迷茫。[我模糊地记得，当时我做客广播节目《女性时间》（Woman's Hour），聊了聊我写的小说《黄昏时刻》（The Twilight Hour），这本小说讲述了一位老妇人在走向死亡的时候回顾自己的人生。我记得我说话语速很快，声音紧张又激动。每件事都包含太多意义，一切都意义重大。]

父亲死后不久，我对某个人说过（实际上，我可能对很多人说过，就像饱受折磨的老水手一样抓着他们诉说），现在我们可以找回他了：记住他被疾病折磨之前的样子。但随着活动的展开，我发现我真的在努力找回他。通过改变医院文化，那些糊涂的、衰弱的人就不至于在没有熟悉的人陪伴的情况下住院，而那时我就能帮助他。我想做救助者，我想弥补过去。我失眠了，吃不下什么东西，却又精力旺盛，有点偏执。我忽略了我敬爱的兄弟姐妹们的感受。我在《观察家报》发表了一篇充满激情的文章（我曾在这家报社工作多年，它成为我们发起的活动的核心力量，没有它，我们什么也做不了）。我还参加了《安德鲁·玛尔秀》(*Andrew Marr Show*)，我在节目中挥舞着双手朝玛尔靠过去，而时任首相戴维·卡梅伦（David Cameron）就在一旁看着。我参加了多个广播节目，只需一个简单的问题引导，我就能开始动情的长篇大论。我不停地谈论、书写那些隐藏在英国各地医院病房里的悲剧。我们参观了阿尔茨海默病协会，我在那里把我们的活动比作一枚没有阻力的小型火箭。我感觉自己就像一枚火箭，在失落和希望的推动下飞速前行。我四处骑行，不戴头盔，被雨淋得浑身湿透，我自讨苦吃，自我惩罚。我们还去下议院与内阁大臣们谈话。我们走进很多办公室，和善的男男女女们倾听我们的谈话，有些人还提供了帮助。回顾我在活动最初几个月里写的文章，我发现其中充满了"善良""同情""道德操守""失去""悲剧""希望"等词汇。

对于痛苦失常的我而言，幸好还有坚定务实的朱莉娅。而对我们而言，幸好还有各位照护者、护士、医生、组织机构和慈善机构的工作人员、经理、实干家和思想家，他们为我们指明了前进的道路，把我们介绍给对的人，给我们提出各种建议，鼓励我们，加入我们。"心存善意，因为你遇到的每个人都在打一场硬仗。"那一年，我重新意识到，我们正在进行的这场伟大斗争以及人们的善意，就像一条地下河，在公共事件的喧嚣和纷扰下静静流淌。然而，即使所有人都能从中受益，改变仍然艰难而缓慢。我脑中浮现出一扇门的画面：专业人员想从里面拉开，照护者则在外面用力推。把这些门的铰链拆下来。让我们进去。无论是主动的"我们"还是被动的"我们"，都是关键力量。太多的人在独自战斗，独自承受痛苦。

　　活动进行的第一年，我们就明白了无论如何我们都应该明白的事情：没有什么魔法钥匙。我们预估了来自医院和专家的抵制，并做好了反击准备。成本：没有任何成本，除非，比如医院选择在病床旁加一张躺椅或补贴停车费，反观好处却是非常可观。健康和安全：他们在儿童病房就是这么做的，其他国家也是这么做的。照护者需要休息：这是权利，而不是责任。照护者可能非常需要休息，不应该让他们觉得时刻陪在病人身边是道德责任。没有照护者的病人的困境：护士可以有更多时间照顾他们。但事实上，我们遇到的只有帮助和鼓励。我们发现有许多团体和个人与我们有着相似的目标，他们一直在孜孜不倦地努力着。不屈不挠、充满仁爱的资深护士支持我们，向我们介绍了许多富有启发性的实践，在这些实例中，惊恐的老人得到了尊重和人性化对待。但是，虽然每个个体都充满善意，受规则约束的分裂的体制却会把你压垮，改变的过程非常缓慢。

　　在英国照护者协会（Carers UK）的一次招待会上，协会的首席执行官递给我一张纸条，上面写着人类学家玛格丽特·米德（Margaret Mead）的一句话："永远不要怀疑一小群有思想、坚定的公民可以改变世界。事实上，这是唯一确定的事情。"在创作这本书的过程中，英格兰的每一家急症医院都对"约翰运动"做出了承诺。数百间病房的门上都贴上了"约翰运动"的海报，上面写着欢迎照护者。医院还给照护者发通行证。"约翰运动"还是针对失智症的英国全国性活动的组成部分。我们与慈善组织"老龄英国"（Age UK）合作，在全英范围内推广这项活动。我们在各大会议上发言，散发传单，参加各种委员会。我们还去其他国家，参与有关医院文化和临终关怀的国际讨论。但这项活动仅仅开了个头，或者说是一匹特洛伊木马。我们从来没有拿过工资，从来没有雇过一个员工（尽管有时候有人会打电话来要求和我的私人助理对话），也从来没有过任何官僚制度。我们不是公司，也不是什么组织，我们只是一场微小的运动，是一场更庞大的全球变革运动的一部分。

相关文化已经在迅速转变。以前（不久以前或没那么久远之前），失智症几乎得不到认可。安德鲁·鲍尔弗告诉我，在他刚开始以临床心理学家身份开展工作的时候，针对失智症患者的治疗方法让他"震惊"。"那些方法非常痛苦。当时的人们并不是故意如此恶毒或残忍，这都是因为失智症在当时是被人忽视的。我年轻时从来没听说过这种病！"在那些医院里，"意义被抹去，人与人之间的交流也失去了意义。提前取消意义就好像是针对这种疾病颁布了某种法令，宣告意义的社会性死亡"。他记得有些医院"就像疯人院"。有些人成年后的大部分时间都因为精神疾病住在医院，现在他们又得了失智症，"他们仿佛被关进了仓库"。

他还对我说了一件对他有启示意义的事情。他的一个病人是个老太太，她总是站着大喊大叫。病房里的每个人都觉得她"非常烦人，非常讨厌"。"我对她说：'你看起来很生气。'她回应道：'我很害怕，我整个人一团糟，远离了我的家。'"

害怕，一团糟，远离自己的家：我想到我所见过的所有男人和女人，他们躺在医院的病床上，哭泣，呻吟，显然也很害怕，却又说不出什么。他们想要什么，却不能说出想要什么，需要什么，期待什么，必须要什么。我们不理解他们的语言。也许，我们必须更认真地倾听，更好地学习。

父亲去世 15 个月后，我、肖恩和我的母亲来到法国北部。这是我们在这里度过的第一个晚上，我们把车里的东西搬下来，把冰箱也塞满了，现在我们坐在一家昏暗的小酒馆里。我母亲面前摆着一盘蒜香蜗牛。她正在讲白天发生的事，突然，她停了下来，脸上露出困惑的表情。她的嘴开始歪斜，接着她倒在我身上，她的头向后仰，开始翻白眼，她的整个身体倒了下去——重重地倒下去。我们当时真的以为她死了。她好像没有呼吸了。

在救护车上，她短暂苏醒过来，我向她保证我不会离开她。到达医院时，我跟在医护人员后面，他们迅速把她送到急诊室。但是，两扇门都关上了，我进不去。我敲打急诊室的门，用生涩的法语大声喊叫。如果她要死了，我得陪在她身边。我能感觉到内心深深的恐惧。最后，我被允许进入病房，并被带到她的病床前。她躺在病床上，她的身材如此娇小，隔着被单几乎感觉不到她的存在。她打着点滴，身上插着各种管子。她双目紧闭，但有绵长轻浅的呼吸。几分钟后，护士告诉我，我可以第二天早上再来，我说我必须留下来陪她。护士叫来一位更资深的护士，劝我离开，我说我不会走。一位医生来了，他说有规定：我可以稍后再来，我用法语说："不。"尽管当时我正在英国开展关于让照护者走进医院的活动，我还是觉得很难坚定自己的立场，甚至觉得也许没必要如此坚持。我正在打一场仗，一场几个月前会轻易输掉的仗。但我向母亲保证过。我感觉我的情绪越来越激动，仿佛有什么东西在身体里嚎叫。我不能离开（因为我曾经离开过）。

医生耸了耸肩，深深地皱起眉头表示不满。从他的眼睛里，我能看见自己，头发乱蓬蓬的，一颗牙有豁口，眼睛下有眼袋，表情夸张，不合时宜。我在一张凳子上过了一夜，伴着母亲的呼吸声，时而睡着，时而惊醒。我陪在她身边。

在开展这项活动的这些年里，我学到了很多东西，各种缩略词和官僚结构，显示我从未去过的目的地的火车时刻表，如何看懂审计报告、营养信息、关于脱水和医院摔倒病例的统计数据，以及住院时长。

最重要的是，我知道了只有自己是多么孤独，成为"我们"的一员是多么令人振奋和安慰。孤军奋战，我可以做的很少，同心协力，我们一起可以做很多事情。

我明白了一些事情，这些事情我理所应当知道却又不知何故不知道，那就是我不可能让时光倒流，找回我的父亲，把他完好无损地带回家。但我们可以拯救其他人，就像我们希望有人来拯救我们一样。

第11章

医院

在医院，时间有很多种不同的计算方法。病房的墙上挂着时钟，护士的口袋里装着手表，床头有各种机器，还有心跳产生的声呐脉冲。无数的例行公事将时间划分开来，一天被划分在严格的时间表上。清晨，灯陆续亮起，手推车在看似长达数英里的走廊上咔嗒推过，早餐，沐浴，血检，吃药，量体温，治疗方案，查房，午餐，探视时间，分发和填写单据，出院表格，咖啡（加牛奶），茶（通常是温热的），吐司，检查，可能再次探访时间，晚餐（很早），吃药，沐浴，头顶灯光闪烁，机器哔哔作响，甚至当房间变暗，人们已经睡觉或是准备睡觉时，查房仍在继续。各种说话声，突发紧急情况，油毡地面上的脚步声，黑夜似乎永远不会到来，黑夜似乎永无止尽。

在医院里，时间无处不在，逃无可逃，医院是病人几乎无所控制的官僚机构。但它也会变得不真实和机械化。这里从来没有夜晚，从不静止，从不安静。睡眠的昼夜节律被消除。早晨不知不觉就变成了下午，然后是晚上和深夜。这有点像在机场候机楼中转，生活暂停，你可以处于任何地方、任何时间，成为任何人。你是躺在床上的人体、一个正在被处理的对象。在凌晨时分等待，在停滞的时间里等待，永远等待。

时间可以是暴君，无时间性是一种折磨。失智症患者通常要住院数周，甚至数月。我父亲在医院待了五周，他躺在病床上，白发散落在枕头上，动作极其缓慢，会和蔼地朝护士微笑。他脑子里的日历完全消失了，没有白天黑夜，没有四季变化，终于在无形的时间海洋上随波逐流。嘀嗒嘀嗒。时间不多了。铃声响起。

在诺丁汉大学医院老年医学教授罗恩·哈伍德（Rowan Harwood）负责的王牌病房里，放着几个大时钟。哈伍德的工作就是为失智症患者提供有尊严的、富有同情心的护理，他的工作对我来说也是一种启发。他们向病人展示时间和日期。我真希望我的父亲曾来这里住院。这里刚刚粉刷一新，房间明亮宽敞，一尘不染。八张床的病房区域颜色各不相同。每张床边都摆着照片。所有东西都标示得清清楚楚。医院里还有活动区域，会组织社交聚餐，以及各种治疗性干预。这里欢迎照护的家人进入，并将其视为支持团队的一分子。在这个平静、明亮的空间里，痛苦、冷漠甚至暴力都被视作为沟通所做的努力。

在萨塞克斯大学，医学和护理专业的学生会与失智症患者及其家人结成对子，这样他们就能深入了解老年意味着什么，并以人性化的方式对这种疾病产生兴趣，他们在将来的职业生涯中几乎肯定会与这种疾病打交道。这些病人会成为他们的导师。苏贝·班纳吉表示："我们的工作就是培养出比我们更优秀的下一代。"

遍布全英各地的一家又一家医院：我希望我能说出所有医院以及那里的工作人员的名字，他们都在我的感谢名单上。这些医院里有艺术课、音乐课，有志愿者为病人做头发、给他们的脚指甲做美甲、给他们做手部按摩、为他们翻阅相册、端茶递水。这些医院的床尾放着"这就是我"的小册子，这样，即使病人无法说出自己的好恶，也能被清楚地写下来（他们希望别人怎么称呼他们，他们的家庭成员有谁，他们喜欢或不喜欢吃什么，他们的兴趣爱好是什么，他们曾经做过什么工作，他们小时候住在哪里，是什么让他们成为这样的人）。有些慈善机构会把狗和其他动物带去医院。有些医院还会组织病人编织暖手筒，拿着或摆弄这些针织的东西通常会让失智症患者感觉安心。他们还会为想要守夜的照护者准备房间，也会为濒死的患者准备特别病房。（大多数人不想死在医院，然而大多数人都会死在医院。）

在一家医院，一名护士告诉我，有个患有失智症的老人从来没有任何人来探望他，而且他刚刚在医院度过了 80 岁生日。没有人来探望他。护士们问他最想要什么，他告诉他们，小时候他最喜欢的食物是母亲常做的糖蜜馅饼。他们从路边的一家商店给他买了一个糖蜜馅饼，插上生日蜡烛，护士、护工和其他病人围在一起为他唱生日快乐歌。他哭了，其他人也哭了。听到这个故事的时候，我差点也哭了。温暖的日常小善举，可以唤醒集体的人性和永恒的自我意识。

我和乔（Jo）、她的同事露西（Lucy）和艾希琳（Aishlene）一起度过了一天。乔是一家大型医院信托基金失智症部门的负责人，她是因"约翰运动"最早联系我们的人之一。她冷静、低调、坚定地把欢迎照护者的原则在信托基金覆盖的所有医院的每个病房付诸实践。她为人谦虚幽默，为了失智症患者所向披靡。在我和她们共同度过的时间里，从她们的办公室、在她们巡视的过程中，我了解到她们的工作使命。她们的工作既简单又异常复杂。

诺丁汉大学的罗恩·哈伍德教授曾经温和地纠正我说："这不仅仅是出于善意。"然而，在某种意义上，我在那充满乐观精神的一天所看到的恰恰是善意。但传递善意并不容易，他们所做的也绝不只是出于善意，其中包括对个人需求的小心警惕、随机应变的灵活想象力，以及努力发现那个可能被失智症"蒙蔽"的独特而珍贵的人的常识和富有耐心的坚定决心。这样的团队的工作就是希望（这也是苏贝·班纳吉对自己工作的描述）。他们相信，他们的病人是能被人理解的，无论他们多么糊涂，多么混乱，多么暴力、被动或明显语无伦次，他们都有意义和自我。乔和她的团队一直相信，她们可以破解一个人的密码，在明显无法通行的混乱和痛苦中找到靠近病人的路。她们的大部分工作是将每个病人作为一个个体来理解，每个病人都有漫长的过去、一系列的人际关系、独特的需求和渴望。乔把她自己、艾希琳和露西称为"调查员"：她们会了解一个人的工作、家庭、兴趣、爱好、喜爱的食物，以及任何可能让他们复活的"触发器"。这种复活看起来是种奇迹，仿佛有人死而复生一样。

"我们是病人这边的，"乔坦言，"你必须学会理解他们告诉你的事情。没人能说我们的病人不会交流。嘿，他们会交流！他们可能不会说话，但他们会扔东西，朝护士身上喷水，会大喊大叫。他们没有失去自我，只是失去了沟通能力。他们仍然有感情，还有故事。他们仍然活着。他们一方面无法与人交流，另一方面又无法隐藏情绪。"这种既隐藏又暴露的感觉，让这些病人变得非常复杂，乔和她的团队的任务也变得复杂而微妙。"还很有趣，"乔补充道，"他们比大多数病人都有趣，你必须要找出乐趣所在，你必须热爱这种不同。"

我跟随艾希琳在病房转了一圈。我们和病人交谈，握着他们的手，看着他们的照片，和他们的家人见面。艾希琳把她打印出来的照片给他们看：一支板球队，鲜花，一张熟悉的面孔。有个病人喜欢雷鬼乐，她会给他放音乐，他坐着轮椅起舞，双脚在地板上拖动。

后来，我们坐进其位于迷宫般的医院高层的调查总部的小房间里。房间里摆着几张桌子和几台电脑。架子上塞满了解压小猪玩偶、软球、扩香石、毛绒玩具和暖手筒。水壶里的水开了。

电话响个不停：病人家属想要寻求建议和安慰。她们给我讲病人的故事，我被她们对病人的爱打动，她们对病人的怪癖和难以理解的行为表现出极大的乐趣。她们甚至将病人的粗暴行为都看作可以凭借创造力和想象力治疗的症状。

她们讲述的都是有关拯救的故事：一个一直焦躁不安的男人现在平静下来，因为她们会给他看绘本，这能让他回到过去。一对相互扶持的夫妻在丈夫临死前一起住进了医院，这样他们就不用分离。另一对夫妻在一天之内相继去世，妻子奄奄一息之际，丈夫就躺在她身边，紧接着他也离开了人世。有严重抑郁症的病人觉得自己在监狱里，于是她们把他包裹严实放进轮椅，带他上街。（"你真应该看看他的脸：他对空气都感到敬畏！"）

有个女人总是大喊大叫，痛苦不堪。她的家人说这很正常：她一直这样。"总是焦躁不安并不正常。她在告诉我们一些事情。最后我们发现这个女人有关节炎，无法抑制的疼痛让她如此不安。我们给她开了止痛药，现在她可以在走廊打保龄球了。"

有个男人，他有 17 个可爱的孙子孙女，乔和她的团队给了他一些洋娃娃让他照顾，这给了他很大的安慰。

有个戴着红色眼镜的女人，她的眼镜少了一个镜片，骂起人来十分凶狠，没有人敢对她指手画脚，她能把手里的毛绒小狗玩具当鞭子使。

有个女人从没让人见过她的裸体，甚至连和她生了三个孩子的丈夫都没见过她赤身裸体。"她拒绝洗澡，这不让人意外。但至少，不应该给她安排个男护士。"

有个男人喜欢数字，非常焦虑不安。"我们让他记下我们故意算错的一些算术题。"另外还有个骨瘦如柴、疯疯癫癫的女人，她觉得托尼·布莱尔*要杀她。她会蹲在护士工作站下找掩护。"她非常虔诚，于是我们带她去礼拜堂，她到了那里后欣喜若狂，大声喊道：'感谢上帝，我在何处？'"

她们告诉我，失智症患者永远不会按你的期望行事。"你必须更深入了解他们。你必须跳出思维定式。而且还要看见他们的不同之处——任何不同。有人告诉你他们从来不笑，你却能看见他们的笑。你要发掘他们所剩无几的自我。"

所以，她们才做了这些事，带着一本相册、一瓶葡萄酒、一些毛绒动物玩偶和暖手筒，带着希望和决心走在走廊上。她们是调查员。

"如果处理不当，失智症将非常可怕，"乔坦言，"但它不必如此可怕。"

离开医院时，我深受感动，但也莫名感觉疲惫，就像明亮的阳光下有一块厚厚的污泥。面对如此多的痛苦和混乱还保持乐观，是一件让人疲惫的事情，是对一个人意志和耐力的考验：永远不要放弃。

乔表示，自我依然存在。他们还好好活着。

---

* 托尼·布莱尔（Tony Blair），英国政治家，曾任英国首相。——译者注

对于衰弱、糊涂、充满恐惧的人来说，医院可能是个安全和充满善意的地方。在那里，病人会被当作人来保护，受到重视，他们的自我意识会被重新发现和拯救。但事实常常并非如此。医院可以是摇摇欲坠的自我意识最终消失的地方，是社会人被摧毁的地方。

无论护士多么足智多谋、多么善良，医生多么医术高超、目光敏锐，个人的需求很容易在庞大而复杂的医疗系统中被忽视。出于正当理由而形成的规则变得僵化，难以对付，有效的管理也会变成僵化的官僚作风。医院的工作人员被电脑和各种要填的表格拴在工位上。每张病床都涉及各种药物、护理活动、饮食起居事宜和各种医疗器具。一些危险情况会引发迅速的医疗反应，与此同时，在变得支离破碎的过程中，精神的慢性危机无形之中在无数病床间无声蔓延：活着的男人和女人变成了垂死的男人和女人。走着走着就走了。

苏贝·班纳吉曾说过，失智症是"生理性、心理性和社会性的疾病，它无法融入我们所创造的任何体系中。我们必须对其进行综合考量。我们必须改变传统认知。我们必须知道怎么做才有益。这是我们自己的事，事关每一个人。而采取行动的最佳时机永远是现在"。

一直以来，医院都被看作治病救人的地方。有时候人是治不好的。他们不仅仅只能被当作一个个身体来照顾、认可和看待，还可以被视为具身化的心智。在每个国家，医护人员都日渐认识到，医院对失智症患者来说是危险的地方。人们正在做出巨大努力降低医院带来的风险（这就是"约翰运动"的目的）。但变革的车轮转得很慢，与此同时，个人悲剧仍在不断发生。

第 **12** 章
最后

为免我们因真理而毁灭，我们拥有艺术。[1]

在我们位于伦敦北部的家附近，我经常可以看见一个衣衫褴褛的老人站在繁忙的十字路口。他手里拿着一样餐具（我猜通常是叉子），当私家车和公共汽车呼啸而过时，他就会在空中高高挥舞餐具，有时候看起来十分激动，有时候则很平静。

他看起来并不开心，但无疑很孤独，对从他身旁走过的人视而不见。他沉浸在自己的世界里。我自然而然地认为他有失智症。后来他消失了。随后的讣告表明，他曾经是一名精神分析学家和优秀的音乐理论家，他的研究加深了我们对贝多芬和莫扎特作曲方式的了解。看到讣告的这一刻我才意识到，也许他一直在用叉子和勺子跟随着头脑里的音乐指挥交通。这幅画面一直萦绕在我的脑海中，因为我们所看到的——一个精神错乱的老人在人行道上蹒跚而行——和他所经历的之间存在着巨大的差异。我既热衷于猜想他所喜爱的作曲家的音乐，也喜欢想象他以自我为中心的感觉和对自己世界的控制感。

没有人从晚期失智症的国度回来告诉我们那里是什么模样。就像声呐显示屏上的脉冲光一样，他们逐渐变暗，直到无法被追踪，我们无法想象他们在寒冷、幽深的黑暗中正在经历什么。那个躺在我女儿身旁的老妇人，一遍又一遍地喊着相同的可怕的话：她是在激烈地经历过去的创伤，还是只是被一段记忆缠住了？那个在养老院跌跌撞撞朝我走来的女人嘴里不停重复着"安慰赞美诗，安慰赞美诗"：她是在遭受痛苦折磨，还是说这些词没有任何意义？当我的父亲也开始说"我必须重返大海"时，我不知道他在脑海里看到的是浪花飞溅的海面、海雾和晃动的白帆，还是这些话只是一些记忆的痕迹，只是一个濒死的意识随意迸射出的最后的火花。

思考失智症的晚期阶段就是思考人类究竟是什么，就是承认个体精神在本质上的孤独和隔离。我们一生都在与他人建立联系，试图把自己的生活想象成他们的生活，试图交流我们自己的感受——在自我之间的巨大鸿沟上架起脆弱的桥梁。爱上他人就是相信我们可以被他人了解，真正被他人了解，反之我们也可以了解他人，通过强烈的依恋和欲望的融合与他们一起感受——两个故事合二为一。（中断爱恋就是重新退回自我保护状态，升起那座桥梁。）我们可以伸出手拉近彼此，讲述我们的故事，倾吐心声，将秘密作为礼物赠予对方，但我们永远无法进入另一个人的精神世界，无法通过他们的眼睛看清世界的模样，无法感受到他们身体或心灵的具体痛苦。最后，我们对彼此而言都很神秘。

在我即将结束与乔及其失智症护理团队共度的一天时，乔问我有没有看过格拉迪斯（Gladys）的视频。我不知道她是什么意思，也不知道格拉迪斯是谁。只见她坐到电脑前，在网上搜索一番，然后按下播放键。我们四个一起看短片，乔认为每个护士甚至每个人都应该看看这段视频。在视频中，认可疗法（Validation Therapy）创始人内奥米·费尔（Naomi Feil）和格拉迪斯·威尔逊（Gladys Wilson）共同出镜，前者在美国开始的认可疗法，现在已在全世界范围实践，后者则是失智症晚期患者，病情严重，已经丧失说话能力。认可疗法主张运用同理心进行交流，真正走进他人的世界。"他们对与外界建立联系的需求现在都深埋于内心，"内奥米·费尔表示，"哪怕一个人孤身一人，甚至情况非常糟糕，也会渴望这种亲密联系。"

我们看到格拉迪斯·威尔逊坐在一张高靠背椅上，搭在扶手上的手指不安地动来动去。她的腿上盖着一条钩针编织的毯子。她的头向后仰着，嘴巴半张着露出仅剩的两颗牙，一只眼闭着，不知道她有没有在看任何东西。内奥米·费尔走近她，蹲在她身旁，直呼她的名字——威尔逊夫人，并握住她不安的手。格拉迪斯·威尔逊抓住内奥米·费尔的手，来回晃动。老人的脸上落下一滴泪，内奥米·费尔轻轻帮她擦去眼泪，然后用指尖抚摸格拉迪斯·威尔逊的脸——"母亲通常会抚摸婴儿的脸"，这样"每个细胞都能记住这种触感"。她"不再孤单"。此时，格拉迪斯·威尔逊睁开双眼，用极度渴望的目光盯着那个请求她"让我靠近一点点"的女人的脸。她的一只手不停拍打扶手，脸上也有了一些表情。接着，内奥米·费尔开始给她唱歌，"耶稣，爱我"——她知道格拉迪斯·威尔逊一直是虔诚的教徒。她依然抚摸着老人的脸。拍打扶手的手渐渐有了节奏。格拉迪斯·威尔逊移动时，内奥米·费尔也会移动，就像她的镜像一样。当拍打变快时，歌声也会变快，拍打变慢时，歌声也会变慢。后来，格拉迪斯·威尔逊把这位治疗师拉近，她们的脸紧紧贴在一起，就像母亲对孩子那样。这时，当内奥米·费尔唱歌时，格拉迪斯·威尔逊也会加入。"世界都在他手中。"

我和乔及其团队一起看完了这段感人的视频，回家后我又看了一遍，在写下这些文字之前我又看了一遍。它很美好：它是对被困在衰弱身体和精神中的人的一种认可，是一种体现了深刻的人性的行为。它仿佛干涸土地上的涓涓细流。它也很可怕：我几乎无法承受它。当格拉迪斯·威尔逊紧紧抓住治疗师的手、身体前倾、泪流满面时，她有什么感觉？快乐？放松？安心？彻底绝望？在那短暂的一刻，这位老人被触碰、拥抱、抚摸，听人为她低声吟唱，就像孩子一样被人爱着。然后她又被放开。她再次瘫坐在椅子上。她再次紧闭双眼，手指在扶手上乱抓。看完视频后，我感觉忐忑不安。短暂地将她从实质的孤独中解救出来究竟是一种善举，还是一种折磨？

这种特别的认可行为，不仅再次肯定了这位老人的人性，也再次肯定了陪伴她的治疗师的人性。一开始，我们从远处观看格拉迪斯·威尔逊，那是一个坐在椅子上的疲惫、颤抖的身影，最后，我们看着她的眼睛，看着她哭泣，将其作为一个主体看待，而非一个客体，将其视为一个人，而不是一个物体。内奥米·费尔对她很尊重（她叫她威尔逊夫人，靠近她和拥抱她之前都会征求她的同意）。尊重意味着重新审视。让我们重新再看看格拉迪斯·威尔逊，再看看那些我们通常不去看的人——不去看他们，不去认可他们。那个在街上大喊大叫的男人，那个无助地躺在床上的女人，那个瘫坐在轮椅上、耷拉着脑袋、裹着尿布的人，所有那些年老的、惊恐的、扭曲的面孔都具有让我们害怕的力量。我们有时会以动物或蔬菜指代重度失智症患者，因为这比承认他们是我们中的一员要容易得多。接受我们也可能变成那样的人是件痛苦的事，即使我们不会变成那样，即使我们纯粹因为运气好而没有变成那样，这些糊涂的老人还是向我们展示了人终有一死，以及任凭他人摆布是何等模样。

在失智症的最后阶段，一个人的大脑里发生的事情变得极其难以捉摸，生命之光在生与死的分界线上逐渐暗淡。科学家可以扫描大脑并评估损伤，但他们无法向我们展示时间已然失去意义，过去与现在失去了联系，现在无法导向预期的未来的世界究竟是什么模样。历史消失，期望消逝，只剩下现在。现在，现在，只有现在。

他们也无法向我们展示失去语言能力是什么模样，或是仅剩一点简单的语言碎片，曾经记得的某个单词或短语仍然留在破碎的记忆中，仿佛所剩无几的残片。

（在我父亲生命的最后几个月里，他的一个护工是法国人。有一天她用法语对他说："你还好吗，约翰？"他微笑着用法语答道："非常好，谢谢。"他一定是在上学时的木课桌前读过这句话，把这句话深深刻在了脑海中，现在，它又浮现出来，奇迹般地在自我破碎的景象中找到回来的路。这是记忆，还是记忆的痕迹？）

卡罗尔·吉利根曾写道："有说话能力才称之为人。有话可说才谓之人。但是，说话有赖于倾听和被倾听，两者密切相关。"吉利根将说话能力定义为"类似于人类谈论自我核心时所传达的意义"，因此"说话和倾听是一种精神呼吸形式"。[2] 家是他们说你能听懂的语言的地方，失去语言能力就是一种放逐，是与自我的思乡分离。语言不是附着在意义上的一层皮，而是浸入深井的一只桶。表达自己就是在叙述，而这种叙述的自我赋予我们连贯性。失去语言，我们就失去了理智。失去语言能力让我们逐渐衰弱。一开始，它们一个接一个地消失，就像一块块石头从山上掉落。逐渐越掉越多，仿佛从可怕的雪花积累成雪崩，意义垂直坠落，宛如沉默的咆哮。什么时候我们开始迷失自我？

失去对自我的感觉和失去自我有着重要区别。哲学家罗纳德·德沃金（Ronald Dworkin）支持失智症晚期患者选择死亡的一个原因就是，"他们对自我毫无知觉……因为他们对整个生命都没有感觉，感觉不到过去与未来相连……"。[3] 他们的生命价值被削弱，甚至被摧毁，因为"价值不可能从外界注入生命中，它必须由拥有生命的人自己创造，而他们已经不可能再做到这一点"。

德沃金明确区分了内在自我和外在世界，他认为意义是由内而生的。每个人各自创造属于自己的意义世界。但正如大主教德斯蒙德·图图（Desmond Tutu）所言，一个人要依靠他人才能成为一个人。哲学家马丁·布伯（Martin Buber）以对话哲学闻名于世，他创造了一个被伦理学家广泛使用的术语："我-你"（I-Thou）。"语言并不存在于人身上，"他写道，"但人在语言中表明立场……精神不是存在于我之中，而是存在于我和你之间。它不像体内循环的血液，而是像呼吸的空气。"我们生活在一个"意义共享空间"——语言将一切"公开"，创造出一个公共空间。精神并不仅仅关乎内在，内在与外在的边界充满空隙。"在这个世界上，有思想的人既混乱又迷人。"[4]

内奥米·费尔和格拉迪斯·威尔逊进入或试图进入的正是这个"我-你"之境，是她们一起短暂呼吸的空气。尽管失智症晚期患者无法形成关于日常生活的最基本叙事，自我的所有连贯性都已消失，词语不再能构成句子，所有句法消失不见，表达客体的词语也已消失，一件事物不再与另一件事物相连，而是变得支离破碎，就像矮胖子*一样，我们无法把他们重新组合起来，但他们仍然不稳定地存在于这个"我-你"之中，存在于

---

* 矮胖子（Humpty Dumpty），英语童谣中的经典角色，通常以拟人化的蛋的形象出现。——译者注

这个有着共同语言的梦中。

在"语法的废墟"中，在"我口中的永恒以及遗忘"中，在"消失的下流品味"中，记忆的小泡泡和记忆的痕迹晃晃悠悠浮出水面。代词通常最后消失。[5]"你"和"我"，这是汤米·邓恩向我展示的同心圆中微小而重要的中心所在。"我是。"直到失智症的最后阶段，仍然有一个我存在。18世纪讽刺作家乔纳森·斯威夫特（Jonathan Swift）早在自己精神恶化之前就预见了这一结果，现在普遍认为他的症状就是失智症（"看看教长是如何开始崩溃的吧……眩晕的老毛病直到他死才放过他……"）。对他来说，生活是一场"悲惨凄凉的闹剧"，他的大部分遗产都用来建立一个为"尽可能多的疯子和白痴"服务的机构。逐渐丧失机能使他在生命最后几年里异常痛苦，他失去了理智，丧失了视力和语言能力，最后他几乎连一个词都说不出来，但在他去世的前一年，他可以说出"我是我，我是我"，而他说的最后一句话据说是："我是个傻瓜。"[6]

格拉迪斯·威尔逊再也不能说"我是"了，她在视频里说的几句话都是记忆的痕迹——她曾经一定唱过那首歌一遍又一遍。

詹尼·达顿瘦小的母亲躺在病床上，她或许也不能说"我是"。

丽贝卡·迈尔的母亲在养老院的最后几天里也不能说这两个字了。她已经认不出自己的丈夫和孩子，吞咽都很困难。因为丽贝卡的父亲无法承受让她死去的决定，他们给她插了一根经皮内镜下胃造口术管（PEG管）来喂食，让她继续活下去——但她并不是真的活着，她正在死去，非常缓慢地死去。

威廉·尤特莫伦在养老院的最后几年里也丧失了语言能力，对他而言就是丧失了艺术语言能力。当他试着写出自己的名字时，字破碎了，字母交叠在一起。随着一个又一个音节的消失，威廉·尤特莫伦也随之而去。那些令人动容的自画像现在终结了。在过去几年里，他勇敢地面对自己的病情恶化，描绘出破碎的、残缺的自己，他的世界以激烈的令人眩晕的方式从他身边溜走。在创作那些作品时，他试图"固定一个自我的形象"，"唤起他的替身形象"，[7] 就像在镜子里看到自己一样，他变得非常害怕妻子用帘子遮住那些作品。这种替身是幽灵，是影子，或是一个失去存在感的男人，我们几乎不敢与他目光相接。他看到自己拿着一把锯子，预感到验尸时将揭示他大脑受损。透过一笔笔线条，在破碎的空间里，一只巨大的耳朵，脸上布满斑点，鼻子像鸟喙一样，一个正在消失的对象，线条越来越模糊，他周围的世界变成空白，固定他的一切都已消失。他擦去了自己。他还在那儿，模糊的线条渐渐变得苍白。他快死了，一个潦草的垂死的头颅，眼睛仍然还在，透过自我的可怕毁灭凝视着我们。

一旦失智症患者不能再说话或交流，不能再从黑暗中向我们伸出手，我们如何想象他们的状态或尝试减轻他们的痛苦？

疾病一直是艺术的主题，在过去几年里，随着人口老龄化和患病人数的急剧增加，失智症已经迅速进入我们的文化和意识，以致我们很难跟上其脚步。从被隐藏、在很大程度上被忽视，到最终被谈论和书写，这种病残酷、痛苦和不稳定的悲剧特质得到承认。约翰·贝利为妻子艾丽斯·默多克的失忆创作了一部挽歌*，萨莉·马格努森写了一本关于她深爱的母亲患上失智症的开创性作品，提摩西·韦斯特一直在为他患有阿尔茨海默病的演员妻子普鲁内拉·斯凯尔斯奔波。†特里·普拉切特‡勇敢公开自己患有失智症，他的言行既风趣又悲伤。我书房的地板上堆满了失智症患者本人创作的书和照顾他们的人写的回忆录。他们的作品悲伤、风趣、辛酸、残酷，他们打开了紧锁的房间。阳光照进曾经藏着秘密、羞耻和恐惧的地方。

但这些令人震惊的、感人的、坦率的、充满同理心的叙述，大多数仍然不可避免地流于表面。它们通常是由患病初期的病人或照护者创作的，他们是自我丧失过程的密切观察者。失智症的最后阶段阻碍了他们描述内在体验，因为此时已无法用语言描述这一切。然而，艺术有可能进入这寂静的黑暗之中。我能想到的过去 50 年创作的关于失智症的改编作品很少。有时我

---

* 约翰·贝利（John Bayley，1925—2015），英国著名古典文学教授、文学评论家和小说家，他的妻子艾丽丝·默多克（Iris Murdoch，1919—1999）是英国著名小说家、哲学家，被誉为"全英国最聪明的女人"。此处提到的即为贝利创作的作品《献给艾丽丝的挽歌》，讲述了他们 43 年的相知相守。特别是自 1994 年艾丽丝被诊断患有阿尔茨海默病后，贝利拒绝了社工的探访，独自照顾艾丽丝，直到她去世。——译者注

† 提摩西·韦斯特（Timothy West），英国演员和主持人，代表作品包括《开始邮政》等。普鲁内拉·斯凯尔斯（Prunella Scales），英国演员，代表作品包括《自杀热线》等。——译者注

‡ 特里·普拉切特（Terry Pratchett，1948—2015），英国当代著名奇幻作家和讽刺作家，被称为"我们时代的托尔金"，代表作为《碟形世界》系列作品。——译者注

在想，海顿的"告别"（Farewell）交响曲是否是对这种病的再现。在这首交响曲中，音乐家一个接一个地放下乐器，离开舞台，音乐逐渐归于寂静。当然，在莎士比亚戏剧《皆大欢喜》（*As You Like It*）中，忧郁的杰奎斯（Jaques）关于人的七个阶段的演讲也可归入这一类创作（从"婴儿在护士怀里啼哭呕吐"开始，以"再次回归童稚"的衰老结束："没有牙齿，没有视力，没有味觉，什么都没有"）。或是莎士比亚的另一个戏剧人物李尔王，他经历了真实的和心理上的风暴，他的身份瓦解，语言消失，最后死去。朋友们还提到查尔斯·狄更斯（Charles Dickens）的小说《远大前程》（*Great Expectations*）中的老年皮普（Aged P），或许还有简·奥斯丁（Jane Austen）的小说《爱玛》（*Emma*）中的伍德豪斯先生（Mr. Wodehouse），以及堂吉诃德。

不过，近来针对失智症的艺术创作变得如此普遍，使其几乎成为一个重要主题。以奥斯卡获奖影片《依然爱丽丝》（*Still Alice*）为代表的同类电影的主角都患有阿尔茨海默病，美丽却又令人心碎的迪士尼动画电影《寻梦环游记》（*Coco*）也是如此。尽管涉及这一主题，但这些现实主义文本都保持了稳定性，它们无法抗拒情节、秩序感和连贯自我的概念。失智症可能是主题，但它不会破坏叙事，也不会消除叙事。在失智症的最后阶段，一个人会去到一个我们无法跟随、几乎无法猜测到的地方。那些严重失忆的人有时会突然清醒过来，就像荒芜的大地划过一道明亮尖锐的闪电，甚至连这都可能只是一厢情愿的想法，这种突然清醒可能根本没有任何意义。我们紧紧抓住意义，并坚信它的存在。孩子们会把声音变成单词，给周围事物划定界限。他们会讲故事，将叙事模式强加于混乱之上。只有这样，洪水泛滥的世界才能变得可以理解和忍受。但是，失智症患者在从自我和语言的形成到其彻底瓦解的过程中，一直对语言进行解构、破坏、拆分和瓦解。语言再次退变成声音。

这种艺术不只是试图观察和描述，而是试图栖息于自我丧失的荒凉之地，将我们推向黑暗、沉默和缺席，变得像某种情感现代主义，在这种情感现代主义中，没有中心叙述者，没有连贯的故事，一切都支离破碎，安全的土地在我们脚下崩塌。探索失智症和记忆丧失的经历，可以让人以一种强烈而晕眩的方式思考时间、地点和身份，在这一过程中，稳定的现实和单一的自我会分崩离析。这是一种去创造化，语言和意义都被消解——一种自我的启示。我们并不是从外部观察失去的经历，仍然拥有自我的我们，有机会想象进入那个世界，短暂地体验它的恐怖和失落。

2015 年，我去看了弗洛里安·泽勒 * 的戏剧《父亲》[_The Father_，经由克里斯托弗·汉普顿（Christopher Hampton）从法语翻译]，完全被其吸引。剧中的主角患有阿尔茨海默病，演员肯尼思·库兰汉姆（Kenneth Cranham）满怀热情地扮演了这一令人心酸的角色。这出剧静静地从一间舒适的普通中产阶

---

* 弗洛里安·泽勒（Florian Zeller），法国作家、导演，代表作品包括电影作品《困在时间里的父亲》等。——译者注

级家庭客厅拉开序幕：书架，桌子，扶手椅，照片，一个老人在和女儿说话。我们后来发现他正在失去记忆，但一开始我们只是在观看一出再熟悉不过的家庭剧。几分钟之内，我们就变得惊慌失措，我们的立场开始动摇。我们在谁的公寓里：他的，还是她的？她是他的女儿吗？如果是的话，另一个自称安妮的女人又是谁？那个自称安德烈女婿的男人是谁？为什么有两个安德烈？安德烈究竟是舞蹈演员还是工程师？为什么一直在重复上演烤鸡晚餐？他的手表在哪里？时间是在噩梦般地循环，还是在正常流逝，或是像癌细胞一样在分裂、变异？

我们永远不知道答案，因为无意义和晚期的迷糊是关键（"没道理"，安德烈一遍又一遍地重复）。在夹杂着越来越刺耳和沉闷的音乐的简短场景之间，舞台上的家具逐渐消失，就像老人精神内容逐渐破碎一样。最后，在一间粉刷成白色的房间里，只有一张铺着白床单的床，一个老人在呼唤他的母亲。这是死亡最终在极度缓慢地抵达终点。观众既栖息于安德烈的精神世界，同时也在尝试破译它的不稳定信号，美好、令人心碎又兴奋的《父亲》不断提醒我们，我们需要从混乱中创造一个故事，但同时又要残酷地削弱其力量。例如，贝恩勒夫令人痛苦的小说《恍惚》，或是石黑一雄*的小说《无可慰藉》（*The Unconsoled*），它们唤起了与语言的痛苦斗争，在沟通之外尝试沟通的挫败经历，以

---

* 石黑一雄（Kazuo Ishiguro），著名日裔英国作家，诺贝尔文学奖得主，代表作包括《克拉拉与太阳》《远山淡影》《长日将尽》等。——译者注

及无法捕捉到"去措辞化、去语言化、去记忆化"的事实。

语言也是记忆，失智症带来双重沉默。自我的死亡就是整个世界的死亡。β-淀粉样蛋白斑块，紊乱的大脑神经元，毫无生气的灰色斑块散布于正在运行的大脑的绚丽色彩中。语言像血一样渗出。隐藏在这个光无法到达的洞穴里的人，从没有给我们返回任何信号。我们只能站在沉默、黑暗、缺席的门槛上等待。

我想起我认识和珍爱的人，他们在失智症的隐秘之地度过了最后的岁月，再也没能回来。我们一无所有地来到这个世界，慢慢建立起巨大而丰富的自我宫殿，承载着语言、知识、关系、财产、经验、记忆和爱。最重要的是记忆和爱。当生命回归一无所有状态时，所有这些也随之消失。当我们甚至不能说"我是"时，当我们不能再做什么时……

然而，那个老人仍然在空中挥舞着那把叉子。也许，他听到了音乐的声音。

第 **13** 章

告别

失去是什么？失去是一个沉睡的巨人。[1]

我父亲很晚才退休，当时他刚刚开始受病魔折磨。他没有时间按原计划过退休生活：在花园里劳作，在家附近的树林里和人行道上散步，追踪蝴蝶，收集野花种子，和我母亲一起去科西嘉岛（Corsica）旅行——他们曾在那里度过许多假期。相反，他陷入衰败状态，一点一点偏离他所计划的生活，对自己将抛下什么、失去什么，时而清楚，时而不清楚。

失智症是对自我的一次特别的漫长告别。对大多数疾病而言，死亡来得很快。而对于失智症，生命结束的时间会慢得令人痛苦不堪。失智症患者可能有充足的时间思考自己的死亡，照顾他们的人甚至有更长时间思考这个问题，通常有许多年供他们想象、准备和彩排。他们有一种预期的、模糊的悲伤，得以提前哀悼自我或所爱的人。

失智症发展到最后阶段，心爱的人可能还活生生地站在眼前，却又处于缺席状态，有力地提醒着我们自我的失去。在漫长的走向结局的过程中，他们逐渐被拆解，但仍像幽灵一样纠缠着我们和他们自己：他们不再认识镜子里的那个人，或是把镜中人认成他们死去的父母、他们的影子替身。在和我交谈过的所有人中，只有帕特里夏·尤特莫伦说她丈夫的真正的死亡发生在他放下画笔的那一刻。这就是消失的界限。不过，她并没有停止探望他，他的老朋友龙尼·卡罗尔也没有。

保利娜形容她的母亲是"活死人"，想象着当她最终离开的时候，她会感到多么悲伤。"在她的葬礼上我该说些什么？她努力做到最好，我仍然为她不能做得更多感到难过。"

哀悼一个还活着的人会引发一种复杂而特别的痛苦，而且常常会带来负罪感：哀悼一个还没死的人就是在把他们送上死亡之路。

迪西·约翰逊把丈夫的画都送了人。但她不忍心把他漂亮的西装送人，尽管他再也不会穿了。

丽贝卡·迈尔将其母亲生命最后几年的生活形容为一种"哀悼"。她的母亲在确诊后 14 年才去世。她后来吞咽困难，他们给她插上 PEG 管以维持其生命："一旦插上管子给她喂食，就很难再拔下来。这变成了一个主动决定。"

在她母亲住进养老院后不久，她的父亲就被诊断出患有多发性骨髓瘤，这是一种血液癌症。他不得不进行骨髓移植，病情十分严重。与此同时，丽贝卡身为全科医生的丈夫被一辆翻斗卡车撞伤，两个脚踝都被压碎了。在接下来的几年里，他做了多次手术，并因此丢了工作。她母亲的护理费用也遇到问题，而且被认定是社会问题，而不是医疗问题。现在，他们被告知每个月需要支付 2000 英镑，而他们拿不出这笔钱：她父亲在被诊断出癌症后花光了所有的钱（她母亲在他们申诉前就去世了）。他们陷入了巨大的困境。丽贝卡不得不回去工作。她的母亲已经病入膏肓，需要临终关怀。医院建议实施放弃抢救（DNR），让一切顺其自然，但即使是现在，"这也是个艰难的决定"，她的父亲难以接受这一决定。但最后他还是同意了。

就在圣诞节前，她的父亲因肾癌被紧急送往医院，她的母亲则被紧急推进急诊室，医生给她用了抗生素——"为什么？为什么？我的母亲住院，我的父亲住院，我的丈夫拄着拐杖，而我，我成了个疯女人。"

有时候，我们比自己想象的要活得久。

乔和她的"调查员"团队敏锐地意识到，有时候人们需要放手。"如果他们走到了生命尽头，"乔坦言，"我们自然能看出来。"

她给我讲了一个索马里女人的故事，这个女人已然走到生命尽头。她自己也清楚情况：她一直想要拔掉那根维持她生命的管子。但她的儿子还没准备好让她走。她是个了不起的女人，一位了不起的母亲，而在她死后，他将成为一家之主。"他需要时间，"乔表示，"所以我们给了他时间。"他们继续给她插管，让她继续活下去。一周后，他过来说："我准备好了。"

"进行这样的对话真的非常困难。告别真的异常艰难。"

2018年，英国临终事务联盟（Dying Matters Coalition）进行了一项调查研究，几乎70%的受访者表示愿意与家人讨论有关接受临终关怀的话题，只有29%的受访者表示已经就此话题进行过讨论。虽然大多数人认为制订预先照护计划（Advanced Care Plan）很重要，但实际上只有10%的人付诸行动。

2013年，美国"对话项目"（Conversation Project）开展的一项调查显示，人们普遍不愿谈论临终和死亡。90%的受访者认为，对他们和他们所爱的人来说，谈论临终关怀很重要，但只有30%的人真正进行了这样的对话。人们给出了这么几个理由：他们还没有生病，这个话题让他们不舒服，他们不想让家人不安，现在还不是合适的时候，他们在等待其他人开启这个话题……

谈论死亡很困难。哀悼是为了弄清自己失去了什么，但哀悼自己还没有完全失去的东西，则会让人不知所措。

汤米·邓恩坦言，他没有一天不为失去的汤米·邓恩感到悲伤。"我从不害怕死亡。如果我被告知只能活三天，我想我不会害怕。但当我照镜子认不出自己时，我很害怕。我想念从前的汤米。"

特里萨·克拉克表示，总有一天她将不再拥有真实的自己。

"只要我还有能力，我就会尽我所能。我不知道当我的记忆逐渐消失时会变成什么样。但我希望我有足够的时间以自己的方式离开。"说这话时，她的眼神明亮，表情慎重。"我很高兴结束我的生命。我没有孩子。我的兄弟姐妹不是死了就是老了。我可以按自己的方式死去。我要用我自己的方式离开。我想过这个问题，而且一点也不消极。我很现实。我不是圣人，但我相信我是个好人。我依靠自己的经验来注意变化，我的大脑一直很敏锐。如果我不再能控制我的生活，也不能再享受我的生活，我就会离开。我不会告诉任何人。我热爱生活，但我也不怕死。事实上——"说到这里，她习惯性地侧了侧头，"我很期待死亡。生活就是一场斗争。我探索过，我窥探过。我希望能清楚意识到我正在离开生活。我见过其他人在生命最后阶段的模样，状况不太好。我得按自己的方式离开。我母亲会说：'我们特里萨就是这样。'"

她说得很认真，也很有可能这么做。但我们还是很难和自己告别。

我最喜欢的一个笑话是：如何才能让上帝发笑？告诉他你的计划。

失智症已经成为我们最害怕的疾病：这种害怕是一种特别的恐惧，不仅仅是菲利普·拉金对死亡熔炉般的恐惧，还是对活生生的死亡的恐惧，对衰弱的身体和精神里的噩梦般的监禁的恐惧。

我浏览了关于如何预防失智症的建议。相关建议很多，有些精准严密，有些泛泛而谈，有些可行，有些不可行。多吃生水果和蔬菜，锻炼，多吃鱼，佩戴助听器，做填字游戏或一些类似的脑力训练……

（你可以下载一些脑力训练课程：每天练习 5 分钟，从简单的开始，比如，有三个词：小屋，炎热，间谍，现在告诉我第一个词的第二个拼音是什么，第三个词的第一个拼音是什么，中间那个词的最后一个拼音是什么——然后越问越复杂。我很快就陷入困境。）

或者学习一门新语言，戒烟，想办法睡得更好，多进行地中海式饮食 *，服用维生素 K，冥想并保持专注，跑步，多与人交流，完成中等教育，减肥（如果你超重的话），不要让自己孤独，心情抑郁就寻求帮助，唱歌，跳舞，玩乐器，散步，大笑。与外界建立联系。与外界建立联系。与外界建立联系。只需与外界建立联系。

开始写这本书的时候，我给自己列了一份清单，列出了如果发现自己得了失智症我将会做的事情。

- 整理我的财务状况，更新我的遗嘱
- 写一份生前预嘱，表明我的确切意愿，包括放弃抢救

---

* 泛指希腊、西班牙、法国和意大利南部等处于地中海沿岸的南欧各国的饮食风格，即强调吃天然食物，包括水果、蔬菜、橄榄油和坚果等，减少红肉、糖类的摄入，适当摄入鱼类、奶酪等。——译者注

- 研究我可以选择的死亡时间和方式

- 把诊断结果大声告诉我认识的每个人，这是汤米和特里萨给予我的鼓励

- 给肖恩写一封信

- 给我的四个孩子各写一封信

- 把我不想让人发现的东西扔掉

- 彻底整理我的家

- 开始赠送东西

- 对几个让我心怀愧疚的人说声对不起

- 做那些我一直承诺——总有一天，等我有时间、有地方、有精力的时候——要做的事情（不是什么遗愿清单，而是读那些我错过的精彩小说，重新学习我曾经说得结结巴巴的意大利语，听我家附近树林里的夜莺唱歌）

- 尽情玩乐［正如伟大的苏斯博士（Dr. Seuss）在《戴高帽的猫》（*The Cat in the Hat*）中所说："玩乐很好"，但奇怪的是，人们很容易忘记这一点］

- 停止与时间赛跑，我们永远也赢不了……

- 每天大声读诗

- 多去野外游泳

- 尽情跳舞

- 避免自怜：就像汤米说的，为什么不是我？

- 与自己和解，放下愤怒，保持躁动的心

- 每天吃牡蛎

当然，无论如何我都应该做这些事情。我们不应该等到确诊才去尝试更好的生活。生命从一开始就是有限的，有限的生命是宝贵的。我们最终都会被哀悼。

我想起了特里萨·克拉克，她走啊，走啊，走啊，走来走去，绕着小房间转啊转，现在这个小房间就是她的整个世界。她坚持着，等待她再也不能的那一刻……

我想到汤米和他在平板电脑上给我看的同心圆，想到他勇敢地维护他的保护圈，那是乔伊斯，那是爱，那是他只剩孤独的"我"之前的最后一个圈。

我还想到威廉·尤特莫伦在画布上留下的印记：一只凝视的眼睛，一个鹰钩鼻，一片曾经存在过一个世界的空白。

我想起了我的父亲。我想到他微笑着对我说"你好，尼奇"，我的内心悲喜交加。这漫长的恶作剧何时才能结束。

活到死。但愿如此。

第 **14** 章

死亡

死亡一个激灵。"活的，"他说，"我来了。"[1]

活得更长变得更容易，但好好死却变得更难。在过去的几个世纪里，死亡为人所熟知，并没有隐藏在制度的高墙之后：在 20 世纪前，几乎每个成年人都目睹过自己的父母、孩子和朋友去世。而且，人们不相信死亡是终点。人们见证死亡，应对死亡，为死亡做准备，甚至拥抱死亡，死亡是为人所接受的公开的事情。而现在，虽然我们对自己的结局早有所感，但我们并没有真正地感知到死亡。我们知道我们会死，但我们并不能感知到它。我们的身体并不能感知到它，除非是在令人眩晕的恐惧时刻。直到判决下达，窗外已开始搭建绞刑架，我们的身体才有所感知。

即使到了这种时候，死亡也常常被抑制，我们不惜一切代价延长生命：正在解体的脆弱身体被插入各种机器，注入氧气、血浆和药物。勇敢的心脏重新启动并继续运转，不管多么痛苦、多么无望，不管在某种程度上这并不是活着，只是一种延迟，一种拖延，一种没有尊严的、痛苦的死。死亡成为专家手中的一种激进的医疗和官僚程序，有时平庸，有时滑稽，有时痛苦或毫无尊严。现代经过消毒的死亡成为一个肮脏的小秘密，几乎令人难堪：我们围绕它想出各种措辞，我们不喜欢直接说出这一事实，小心翼翼避开最近与之相关的人和物，回避这一令人心烦意乱的现实。

大多数人希望死在家里，然而大多数人都死在医院。最想和家人在一起的人，通常最终都是孤身一人或和一群陌生人待在一起。在"约翰运动"进行的那些年，我们收到许多信件和电子邮件，发件人所珍爱的人在痛苦、恐惧中死去，死的时候无人在意，营养不良，脱水或行动受限。孤零零地死去。我们面对死亡时迷失了方向吗？

我的一个好朋友讲述了他的妻子英年早逝的故事。她当时待在家里，躺在他们的卧室里，到最后，她已然很痛苦，但还在坚持。我的朋友把两个十一二岁的孩子叫到身边，告诉他们，他们的母亲需要得到他们的允许才能离开。他们坐在她身旁，一人牵着她的一只手。他们依次说："妈妈，你现在可以走了。"他们说着这句话的时候，她就悄悄地走了。她离开了，同时把自己作为礼物留给了他们，他们现在仍然记挂着她，并将永远记挂着。

另一个 40 多岁的朋友快不行了，他试图从医院的窗户逃出去，好像这样就能逃脱死亡似的。

在我们的朋友尼克去世前一小时左右，我和肖恩去看望了他。他知道自己快死了。吗啡让他头脑变得不清醒，以为妻子放在他床尾的那束柔美的椴梓花是穿着粉色芭蕾舞裙为他跳舞的芭蕾舞者。他没有宗教信仰，但躺在床上奄奄一息的时候，他的心情还很好。"差点就晚了。"我们走进病房的时候他打趣道。我们给他读了诗 [我记得肖恩选了丁尼生的《深红的花瓣睡着了》*，我选了路易斯·麦克尼斯的《花园里的阳光》（"The Sunlight on the Garden"）]，过了一会儿我们就得走了。"我们得走了。"我说。他笑着说："不，不，该走的是我。"多年后，我仍然惊讶于他面对自己的死亡时的幽默和风度。每年 5 月椴梓花开的时候，我都会想起他勇敢的离去。

动物会丧生[2]，只有人类会逐渐死亡，因为我们是能意识到自己的死亡的生物。这种意识令人晕眩，难以忍受，同时也赋予我们自我、生命形态和意义。英国著名作家 E.M. 福斯特（E. M. Forster）曾写道："死亡会摧毁一个人，然而对死亡的看法能拯救他。"[3] 死亡是作家亨利·詹姆斯（Henry James）笔下

---

* 阿尔弗雷德·丁尼生（Alfred Tennyson, 1809—1892），英国维多利亚时期诗人，被授予"桂冠诗人"称号，代表作包括《悼念集》等。《深红的花瓣睡着了》（"Now Sleeps the Crimson Petal"）选自丁尼生的叙事长诗《公主》。——译者注

"高贵的事情"[4]，法国作家拉罗什福科（La Rochefoucauld）笔下的太阳，我们不能盯着它看太久，否则我们会因此失明。死亡造就我们，也毁灭我们。

我们无法治愈失智症，至少现在还不行。它也许会持续几年时间，甚至几十年，是一种不治之症。它来得缓慢，逐渐蔓延，产生威胁。日复一日，周复一周，疾病降临，仿佛鬼鬼祟祟溜进房子的入侵者。医生、护士乃至整个医疗系统，都接受过治疗这种疾病的训练，帮助病人恢复受其危害的生命。医院是实施医疗干预，充满专家、手术台和各种药物的地方，在这里，死亡意味着失败。在英格兰，50%以上的死亡发生在医院，超过20%的死亡发生在养老院（只有大约8%的失智症患者死在家中）[5]，然而，医院的存在并不能让人安然死去。

可是，失智症晚期患者不应该与死亡做斗争。这是一种善意，就让他们走吧。

在度过一段混乱而痛苦的日子后，丽贝卡的母亲于2013年1月底去世。这个家庭在疾病接二连三的打击下摇摇欲坠。这种情况持续了14年。他们所忍受的早已超出他们的承受能力。

"她去世的那天早上，"丽贝卡回忆道，"我回家休息了一会儿。我去遛了狗，那天天气很好。我大声说：'一切都很好，妈妈。你现在可以走了。'我这么说了。后来电话响起，我就知道发生了什么。"

她的表情很柔和。她停顿了一会儿，然后继续向我讲述了她父亲去世的情况——就在她母亲去世后一年，她父亲也走了。他彻底不行了："我到家的时候，发现救护人员正在抢救他。我说他不会想要这么做。他们说：'你是想让我们停下来吗？'上帝啊。太可怕了。我给我哥哥打电话，他同意了我的想法。"他们从经验中吸取了教训，所以当时她让救护人员停止了抢救。他们停了下来。"他们让他走了。"

事情就这样结束了，多年以后，这成为她口中的一个故事，一个悲剧故事。她坦言："你没法走出来，但你能调整。当然，他们不在这里。但是他们在这里——在我的脑海里，在我的心里。我能感觉到他们的存在，能听到他们的声音。"

丹尼斯·伊斯特死在了养老院，到最后，他已经不再尝试逃跑。他的逃跑计划结束了，他的小提琴演奏结束了。丹尼斯·伊斯特四重奏乐团已经不复存在，但其他成员仍然会去探望他，为他演奏。他的女儿也是位才华横溢的音乐家，她也会去为他拉大提琴，尽管有时他会因为无法加入演奏而变得焦躁不安。他的孙子会为他吹号。玛吉总是确保他的耳机里有音乐声。他死时正在听德国作曲家勃拉姆斯的小提琴奏鸣曲。在他的葬礼上，他们唱的赞美诗是《主啊，你赐予的日子已经结束》（"The Day Thou Gavest, Lord, is Ended"）。

选择匿名的作家的丈夫在养老院住了几个月后平静离世了。他从失智症患者专用病房转到普通护理病房，前者的噪声和不安氛围让他很苦恼。后来他又中风了，完全丧失了说话能力。他的妻子每天都会去探望他。他们一起听音乐，她还会给他读《诺桑觉寺》（*Northanger Abbey*）。他的儿子则给他朗读柯勒律治（Coleridge）的诗。"但这样的生活太压抑了，"她在给我的一封电子邮件里写道，"我不想再让他承受更多痛苦。所以，他在一个周日的晚上悄然离世既让人伤心，却也是一种解脱。"

詹尼·达顿带着喜悦之情谈起母亲的去世。"我妈妈去世的时候，我和她在一起，"她说道，"这是我一生中最美妙的经历。当时是中午，她醒着。我们知道她快要死了，她已经吃不下东西了。我看着她，握着她的手，跟她说话，给她唱歌，称赞她很棒，我们有多么爱她。她非常缓慢地停止了呼吸。当一个人死去，他只是离开了。我仔细观察了一下母亲的脸。牙齿让她的嘴唇有点突出。当她的呼吸离开她的身体时，光反射在她喉咙后部。没有痛苦，没有挣扎，只有无上的荣耀。"

威廉·尤特莫伦在离开家 15 个月后去世。"他去世的那天，"帕特里夏回忆道，"我正在为我的学生组织一场聚会。电话响了。他们说比尔病了，有点不对劲。我马上就赶了过去。他们用救护车把他送到查令十字医院（Charing Cross Hospital），有一段时间他似乎有所好转。在那里住了一段时间后，我问他我是否有时间回家洗个澡。你知道的，他很快就去世了。我想他听到了，他一定听到了我的问题。我松了一口气，很高兴他结束了这一

切。他一直很不开心。他还活着的时候就很伤心。他在 2000 年
不能再画画的时候就死去了，等他真的去世了，我一点也不难过。
我会想起我们俩一起参观世界各地的博物馆。我想念他时，就
会想到这样的他。他比我小。他是个安静的男人，一个非常友善、
安静的男人。"

　　死亡也可以是朋友。懂得适可而止。有很多时间来准备和
告别。但当他们最后离开时，我们还是希望他们回来：只要再
多留几天即可，只要够说出那些我们不曾说出口的话即可，让
我们做最后的告别。握着他们的手，让他们和我们再多待一会儿。
别走。请别走。

　　我的父亲是能在家离世的少数幸运儿之一。
　　他于 2014 年 11 月 9 日离开了我们。没有遗言。我的母亲
向他道了晚安，亲吻了他。当时她在浴室刷牙。护工将他抱到
床上，正在把他的身体调整到一个舒服的位置。他轻轻咳嗽了
一声，然后就走了。
　　我们最终都是脆弱的人。
　　呼吸停止，世界终止。

重新开始

才子佳人，同归黄泉，与扫烟囱人无异。[1]

失智症患者去世时，他们的死亡对他们自己而言往往既是一个失去的过程，也是一种解脱，他们已经被疾病击垮，并且忍受了足够长时间的痛苦。他们的死亡对那些深爱着他们、关心他们的人而言，同样既是失去也是解脱。我们会说"他们已经活过了他们的时代"。我们还会说"时候到了"。如果一个人在过去十年里一直照顾自己的伴侣，为他洗澡，喂他吃饭，为他收拾烂摊子，为他哭泣，远离他，爱他，恨他，对这种吃力不讨好的工作感到厌倦，被它困住，筋疲力尽，对缺乏互惠的关系和自我的丧失感到绝望，而且在这种情况下还不希望他离开，不希望这漫长而艰难的旅程结束，这个人一定得是个圣人。我们要找回自己的生活。

他们死后，悲伤无孔不入。因为即使我们说失智症患者已经"走了"，变成了"空壳"，"不再是过去的样子"，是"行尸走肉"，但当他们死去的时候，我们会发现他们终究还活着。他们终究是他们自己，尽管他们已经失去自我。去世前几周，我父亲脸上仍然会露出他的招牌微笑，在其他人脸上看不到他的那种轻笑，这个活生生的父亲与我在殡仪馆的小房间里看到的那个死去的人之间的差异大到让人无法形容。人们曾告诉我世界上存在一个频谱：人们在一端拥有明确的自我，但他们会逐渐滑向自我丧失的一端，比如最后陷入昏迷状态时，他们可能还有呼吸，但其实已经不复存在。除了身体，什么都不剩了。我的一个朋友不得不决定在什么时候关闭维持其伴侣生命的机器：他处于植物人状态，毫无疑问，这是她唯一可以做的事情。但这是一个严肃而痛苦的决定。这意味着：这条生命结束了。永远不会再有了。不会再来了。

这就是生命的奥秘。一个人可能什么都没有了，没有记忆，没有语言，意识不到自己存在于这个世界。然而，在他们破碎的身体里，却藏着他们不可磨灭的本质。

我原计划周二去探望父亲，也就是他去世的两天后。我们知道他活不了几周了，我已经想好要给他朗读哪几首诗，要对他说些什么。我想感谢他。我想告诉他他做得很棒。我想握着他的手，抚摸他的白发，向他告别。我想在他去世前再见他一面，或者更有可能是等他一去世，我就想再见他一面，因为尽管我以为自己已经为他的死亡做好了准备，事实却是，我当然没有准备好。多年来——在我生命的大部分时间里——我理所当然地认为他会一直在我们身边，他是个谦虚、聪明、善良、值得尊敬、特立独行的人，他从里到外都是个好人，他总是乐观面对生活。他就是我们的父亲。他死后，我不再将他的存在看作理所当然的事。关于他的一切都变得无比珍贵：他喂那些冬天飞到鸟食架上的普通棕色小鸟的样子；他打结和修补瓷器的样子；他把食物分成整齐的一小份放在他的叉子上，从容地吃东西的样子；他一丝不苟地刮胡子的样子（我小时候喜欢看他刮胡子，听着刮胡刀的刮擦声，看着他光滑的脸部线条，就像我以前喜欢看我母亲做出门前的准备，用一串串项链搭配裙子，把涂着口红的嘴唇压在纸巾上……）；他的心不在焉，他对水占卜和梦的力量的古怪信仰；他那件古老的苔绿色毛衣，擦得锃亮的棕色鞋子；他特有的味道……

当然，每个人都是独一无二的。（临终前的奥利弗·萨克斯写道："我们死后，没人会像我们一样，但那时我们也不会像其他人。人死了，没人能代替他们。他们留下了无法填补的裂口。"[2]）

于是，我听完一场音乐会回来，打开手机，发现有几个我哥哥的未接电话。我立刻意识到他想告诉我什么，果然，我给他回电话时，他用亲切而痛苦的声音回应了我，对于这种声音，我比对世界上任何其他声音都熟悉。凌晨时分，我开车来到父母家，那里一片漆黑。我走了进去，直奔我父亲躺了9个月的小房间，然而，他不在那里。他的尸体已经被运走。我站在门口，目光闪烁，盯着那张空无一人的窄床，在寂静中等待着，试图厘清自己的感受。

这就像割破手指，等着看血涌出来，第一次感受阵痛。

不真实。

（我从来没有真正为我的父亲哭过。当时我不知道应该从何哭起，或者说一旦开始哭泣，应该如何停止，我现在也仍然不知道。但是，当我带着我们那只焦躁不安的急切的老狗去兽医那儿实施安乐死时，我哭了。它以前每年夏天都和我们一起去瑞典，它喜欢跳进湖里，我父亲也会在神秘的黄昏时分在湖里游泳。我们会为它扔棍子，它会一跃而起，然后掉进水里，反复如此。我挨着它躺在地板上，抚摸它，告诉它我们都爱它。我告诉它，它现在会永远待在那个湖里，在睡莲间畅游。它轻轻摇了摇尾巴，然后就停了下来。我哭了，因为为宠物掉眼泪很容易：一种纯粹的简单的悲伤。为狗流泪，也是在为那个男人流泪。

想到这里，我又想起另一件事：我父亲认识最久、最亲密的一个朋友在 40 多岁时去世了。我从没见过父亲为这件事掉过一滴眼泪，他不是个容易哭的男人，但就在这个朋友去世后几天，我们那只灰色的老猫死了，我发现他坐在书桌前，眼泪不受控制地从脸颊滑落。他是如此悲伤，如此孤独。）

身体死后，会被埋在地下，慢慢被自然吸收，或是被烧成灰。

但是，构成一个人内心世界的一切——所有的爱、希望和渴望，所有的关系、欲望、爱好和好奇心，他们几十年来积累的所有知识，他们拥有的所有回忆，他们所有的小习惯和怪癖，他们的复杂性、奇异性和独特性，他们特殊的姿态，他们微笑的样子，世界塑造他们的方式，现在没有人有这样的形态了，将来也不会有——所有这一切就这样消失了吗？

死去的人怎么会死去呢？我们与他们交谈，这是一种不可能的对话，我们向他们寻求建议，倾吐我们的悲伤和欲望，寻求他们的认可，与他们的关系不断发生变化。我们把他们放在心里。当我们和死人说话时，我们在和谁说话？当我们走到墓前倾诉烦恼时，我们在向谁哭诉？我们爱的是谁？即使人不在了，我们的爱还存在，它能到达未来，即使未来只剩一个可怕的裂口，因为那个人并不在里面。

死去的人不会死。但他们显然已经死去。他们不会再来。衣服挂在衣柜里。床边的椅子空着。床没有人睡过。

"学会生活，"法国哲学家德里达曾写道，"就是要学会与鬼魂一起生活，在鬼魂的守护、对话、陪伴或友谊中……"[3]这个鬼魂是另一个他，他活在我们心里，因为只有在我们心里，死去的人才能活着。我们要被这样的鬼魂"纠缠"。我们很难用过去时讲述他们的故事。

应该怎么哀悼？生死学先驱伊丽莎白·库伯勒-罗斯（Elizabeth Kübler-Ross）在其 1969 年的著作《论死亡与临终》

（*On Death and Dying*）中指明了悲伤的五个阶段（否认、愤怒、交涉、沮丧和接受），多年来，因为缺乏实验证据，而且试图给混乱的悲伤情绪划定界限，这一说法一直饱受批评，引发争议。然而，丧亲之人所经历的各个阶段的悲伤情绪仍然牢牢吸引着我们。我们希望有一条已知的路可以带我们穿过令人困惑的、通常是无序的、有时又很残酷的情感困境。我们称之为一段"旅程"，就好像有那么一张地图，一个指南针，有行路指南，有一个前行目标，即使我们知道我们已经迷了路。

我有个朋友在很年轻的时候就失去了伴侣，他们的孩子当时只有4岁。她说有好几个月她都因为悲伤而发狂，真的是发狂。她因此失去了理智。

另一个朋友谈到悲伤是如何伤人，它真的会伤害身体。悲伤在胃里，在心脏里，在脑子里，在骨头里，在血液里。它抓住我们，猛击我们，让我们喘不过气来，攻击我们，把我们榨干。

还有个朋友说有一段时间她觉得自己很老，佝偻着身子，行动迟缓，不知所措。

或是喋喋不休，向每个人一遍遍重复他们失去了什么，处于时间的循环中，持续不断地抱怨。

或是迷失，不受控制，自暴自弃，支离破碎。脑袋里仿佛装着一把把刀子。

觉得自己没用。无精打采。单调乏味。疲惫。不舒服——因为失去而不舒服。

局促不安，感觉疏离，悲伤覆盖了整个世界，就像雪覆盖着大地，让已知的一切变得陌生。

时间流逝，仿佛痛苦的日历。但死亡并不仅仅只是墓碑上的印记。爱不是过去时。

几年前，当我的孩子们陆续离开家的时候，我受训成了一名人道主义仪式主持人，为那些没有宗教信仰的人主持葬礼。宗教葬礼有一定的流程和目的——把死者送往来世，希望能在那里与他们团聚——而在人道主义葬礼上，人们不相信永生，也不希望再次见到那个人。我们应该如何在不被永远的悲伤压垮的情况下告别？

我曾经遇到一位刚过 60 岁的女人，她知道自己离死亡不远了，希望能参与悲痛的家人为其所做的葬礼准备工作。她不相信来世，但在我们短暂的交往过程中，她曾对我说："当我躺在教堂的棺材里时，我想知道我得到了很好的照顾。"她优雅、沉静，一心只想着那些她要抛下的人，他们还没有准备好失去她。她在生命的最后几天里写了告别信，为孙辈们包了礼物，甚至确保冰箱里放满了家人最喜欢的食物。她知道她长大成人的儿子们会伤心难过，她尽力在尚未走进坟墓前安慰他们。

另有一双 20 岁出头的儿子和女儿，向他们听起来很了不起的母亲告别。他们决定用她生前的生活方式来纪念她，于是他们要求所有参加葬礼的人都要盛装打扮。他们穿着华丽的衣服，故意表现出悲伤的样子。他们演奏欢快的音乐，讲述有趣的故事，给每个人戴上俗丽的项链。这是一场崇高的仪式，古怪、风趣而又认真。

还有一次，我帮助一位母亲安葬她心爱的儿子。她给他写了一首诗，并在葬礼上朗诵。她提起他时语无伦次，过去时、现在时、将来时，死去的，仍然活着的，都是悲伤的话语。她说她一直往窗外看，希望能看到他沿着花园的小路散步。她不知道自己该做些什么，也不知道如何度过这些日子。每一分钟都是煎熬，每天晚上她都在等待黎明。

丧亲之痛让时间变成折磨。一切似乎没完没了，让人难以忍受。我们被困在其中，但死去的人是自由的，我们最终会超越痛苦。

生而为人就要感受悲伤。我们不会从失去中"恢复"（它就像一道带刺的铁丝网），也不会像猎熊人那样绕过它。我甚至不认为我们会熬过它，因为这是在假设我们从另一端走出来，并且变得自由。把哀悼看作一个逐渐融入死者自我的过程会更有帮助：他们曾经是外部的，一个心爱的客体，他们自己的主体；现在他们是内部的，存在于他们所抛下的人的精神和记忆中。我们失去了他们，但与此同时，我们不能再失去他们，因为他们就在我们心里，是我们的一部分。

过去（比如效仿维多利亚女王奢侈作风的维多利亚时代），哀悼有一定的规则要求，通常包括社会隔离和丧服，这些是内心痛苦的外在标志。对男人而言，这很简单：一套深色西服，一副黑手套；对女人而言，则更精致：用不反光的丝绸或邦巴辛毛葛（在当时的小说中很常见）制成的深黑色丧服，配以粗糙的绉绸装饰，后者经过一段特定时间后（"减轻哀悼"）可以去掉。除了黑玉，哀悼者禁止佩戴其他珠宝首饰。门上须有黑色装饰。有时候要将钟表停在死者死亡的时间。关上百叶窗，拉下窗帘——在威尔弗雷德·欧文 * 的诗作《青春挽歌》中，这成为一种"在每个迟缓的黄昏拉下窗帘"的柔美。另外还要佩戴黑色袖标。

　　而到了今天，至少在西方世界，我们倾向于无声无形的哀悼。我们不会拉下窗帘，也不会穿黑色的衣服（除了参加某些葬礼，甚至这种情况也越来越不常见：在我主持的许多葬礼上，送葬者都被明确要求不要穿黑色衣服，而是要穿明亮、喜庆颜色的衣服）。我们常常以活泼轻快的态度对待死亡。丧亲者可以休假的天数由雇主自行决定，根据《就业权利法》（Employment Rights Act），大多数员工都拥有法定权利获得"合理的"无薪假期，以便其处理涉及受赡养人的不可预见的事务和紧急情况，其中就包括准备或参加葬礼的假期。（在理智乱飞的时代，什么是"合理的"？）丧假的平均时长一般是 3~5 天。在美国，没有关于丧假的具体规定，很大程度上由雇主决定准假时长，同时也没有带薪休假的法定权利。[4] 死亡就好似一个小插曲，一个小故障，休息几天，我们就能坚强地回去工作。我们被期望处

---

* 　威尔弗雷德·欧文（Wilfred Owen，1893—1918），英国诗人，"一战"期间的代表诗人之一，其作品多聚焦于对战争恐怖的描述。其作品多在死后发表，包括《为国捐躯》（"Dulce et Decorum Est"）和文中提到的《青春挽歌》（"Anthem for Doomed Youth"）等。——译者注

理好各种事情，并且能从中恢复。

　　我们现在基本上已经放弃了很多仪式，而这些仪式是在公开认可死亡的重要性。新近丧亲的人会被视为与众不同的人，他们以哀悼者的身份出现，他们的悲伤显而易见，人们以同情、体贴、得体的态度对待他们。一段时间过后，深黑色会变成不那么暗淡的黑色，然后是深灰色、淡紫色，再到白色。最初几个月的严格社会隔离逐渐解除。哀悼变成半哀悼。慢慢地，肉眼可见地，分阶段地恢复正常生活。时钟重新上足发条，时针继续向前走动。

　　对于那些死去的人而言，时间停止了，但对于生者而言，时间还在继续，嘀嗒嘀嗒地将我们带到死者无法拥有的未来。至于所有的痛苦、抗拒、煎熬和回忆，大多数人会让时间带着他们向前。在《观察家报》著名摄影师简·布朗（Jane Bown）的追悼会上（我曾与简共事多年，很欣赏她，也很喜欢她），她的朋友卢克·多德（Luke Dodd）朗读了塞缪尔·贝克特写给芭芭拉·布雷*的一封信中的一段话，这封信是为了悼念芭芭拉不久前去世的亲人写的。卢克后来给我发了相关内容："我希望我能找到一些东西来安慰你……面对这样的灾难，我的见识和智慧是如此之少，我只能看到古老的地球在前进，时间在享用我

---

* 芭芭拉·布雷（Barbara Bray, 1924—2010），英文译者、评论家，翻译了大量法国作家的作品，并与爱尔兰剧作家塞缪尔·贝克特交往甚密，是贝克特与之讨论戏剧创作的少数人之一，去世前仍在写作关于贝克特的回忆录。——译者注

们和其他人的苦难。"这样凄凉的话为什么是一种安慰？然而它就是一种安慰：承认死亡的残酷，但仍然会说"在悲伤风暴中心的某个地方（有人告诉我，那也是爱的中心），他们已经将自己吹灭。我一直很感激这种对意识的羞辱，它一直蜷缩在那里，蜷缩在人类脆弱和孤独的最深处"。他相信时间的流逝："拼命工作，想尽一切办法睡觉，剩下的交给时间的溪流，让它把此刻带走，给你带来未来的快乐时光。"⁵

德里达曾写道："活下去，是哀悼的另一种说法。"⁶活下去是一件复杂的事情。成功的哀悼也是失败的哀悼。悲伤是一种记忆、一种忠诚，也是一种陪伴死者的行为。恢复是一种必要的背叛，一种独自前行的行为。许多失去亲人的人在经历幸福回归的时刻，或是意识到自己已经有一段时间没有想起死去的心爱之人时，会感到内疚。死去的人成为被遗忘的人，即使是短暂被遗忘。而我们必须忘记，让死去的人逐渐沉入我们的记忆深处，在那里，我们不会经常感觉到他们。如果我们不这么做，而是停留在强烈的令人惊骇的悲伤第一阶段，我们会疯掉（当然，有的人确实会被困住，会发疯）。死去的人仍然活在我们心中，但我们并不会一直想起他们，因为他们已经成为我们的一部分，融入我们的身体。他们永远缺席，永远存在于过去，同时也永远存在于现在和我们的未来。这就是哀悼，一项痛苦、旷日持久、庄严而重要的工作。我们将死者召唤到我们身边，以此认识我们自己的死亡。

无论死亡的过程多么平静，无论跨越的时间多么短暂，死亡从来不是一件小事。只要呼吸停止，就像轻轻吹了一下羽毛，整个世界就消失了。

然而，死亡也能修复一个人，尤其是当这个人被失智症破坏的时候。一旦他们死去，他们不再只是衰老、脆弱、有病的人，他们不再只是糊涂和健忘，不再只拥有残破的身体和衰弱的精神，不再不是他们自己。因为他们已经离开我们，他们可以回到我们身边，成为他们曾经的自己。年轻，年老，介于两者之间的自己。强壮，脆弱，介于两者之间的自己。我们常常会神魂颠倒地爱上所有这些自己，我们明白他们是如何包容众多的自我。（我们都有很多自我。）

这就是好的葬礼所能带来的东西：完整的自我再次被记起、恢复和弥补的感觉。一向如此专制的时间都放松了它的时序控制力。我担任过一位朋友丈夫的葬礼主持人，他患有路易体失智症，并因此去世。在追悼会上，他的家人并没有回避他的病情和最后几个月的生活，他们把这些都写进了悼词，有所提及，接着放下这些，开始讲述他另外的漫长而美好的人生故事：他是个热爱大海和钓鱼的男人，他热爱烹饪和美食，爱笑，爱开玩笑，他爱他的孩子们，也爱他的妻子。

我们现在会说"葬礼承办人"，就好像葬礼是一场企业活动。他们过去被称为殡葬师（undertaker），美国诗人托马斯·林奇[*]

---

[*] 托马斯·林奇（Thomas Lynch），美国作家，同时是美国密歇根州小镇殡仪馆馆长，著有《殡葬人手记》（*The Undertaking*）等。——译者注

仍然这样称呼自己,因为他喜欢这个词集多种含义于一体(下葬,仪式,祷告)。"从为死者做的事情,到为生者做的事情,再到由生者——我们每一个人——做的事情。"他认为:"殡葬业所做的事情,是为了让我们的生活抵御寒冷、无意义、空虚、讨厌的废话和盲目的黑暗。它是我们面对惊喜、痛苦、爱和欲望、愤怒和暴行时发出的声音,是我们创作歌曲和祷文时使用的语言。"[7]在《殡葬人手记》一书的末尾,他补充了这条迫切的建议:"无论有什么感觉,都去感受它——摆脱,解脱,恐惧和自由,遗忘的恐惧,对自己死亡的隐痛……绕过这些东西的唯一办法就是经历它们。"[8]

我们兄弟姐妹四个人一起安排并主持了父亲的葬礼。他的每个孙子都系着一条他的领带,他们当天早上用鲜花装饰了他的柳条棺,然后负责抬棺。他们一起站在礼堂的前面,一个接一个地分享他们对祖父的特别记忆。他的两个老朋友分别讲述了关于他的故事,风趣而动情。我们一起演唱了父母婚礼上曾唱过的赞美诗《亲爱的主和天父》("Dear Lord and Father of Mankind")。我们四个讲述了和他一起的生活,回忆了他最爱做的事情,以及我们最爱他的地方。我们每个人都朗读了一首诗。我的大姐(和他一样十分喜爱大自然)朗读了杰拉尔德·曼利·霍普金斯*的《斑驳之美》("Pied Beauty")。我的哥

---

* 杰拉尔德·曼利·霍普金斯(Gerard Manley Hopkins,1844—1889),英国诗人,他的作品主要表现自然万物的个性,以及对自然的感怀和对天主的虔敬。诗歌作品多收录在《诗集》中。——译者注

哥朗读了亨利·里德*关于第二次世界大战的诗歌《部件名称》，这首诗是我父亲一直以来最爱的诗歌之一，尽管我们都不知道其中缘由。我的妹妹和父亲一样喜欢航海，她朗读了约翰·梅斯菲尔德的《海之恋》。我则朗读了托马斯·哈代†的《后来》（"Afterwards"），这是诗人为自己——"一个会注意这些事情的男人"创作的悲伤的挽歌：

> "现在"在我战栗的停留处关上了门，
>
> 五月像扇动翅膀一样扇动着欢快的绿叶，
>
> 新绿萌发如新纺的丝绸，
>
> 邻居们是否会说：
>
> "他是一个会注意这些事情的男人"？

这首诗将逝者优雅地置于过去，并在他身后关上了大门，但在父亲的葬礼上，我们有一种父亲在场的感觉：在房间里，在我们的脑海里，在我们的记忆里，在我们的心里。他不再精神错乱，不再无助，也不再羞愧、恐惧和迷茫。他面带微笑，

---

* 亨利·里德（Henry Reed，1914—1986），英国诗人，代表诗作收录在《战争的教训》中，最初收录的三首诗是对"二战"期间英国军队基本训练的诙谐模仿，当时的英国军队缺乏装备，其中包括文中提到的《部件名称》（"Naming of Parts"）。——译者注

† 托马斯·哈代（Thomas Hardy，1840—1928），英国诗人、小说家。早期和中期的创作以小说为主，继承和发扬了维多利亚时代的文学传统；晚年以其出色的诗歌开拓了英国 20 世纪的文学。代表作包括《德伯家的苔丝》《无名的裘德》等。——译者注

身体强壮，十分健康。他重新高兴起来。这是一种美好的悲伤，丰富、充实、清晰，与过去一年的悲惨境遇截然不同。

诗人西格夫里·萨松*曾给一位失去亲人的朋友写信道："你失去的一切将使你富有。"我们失去的一切使我们变得富有。我们拥有的越多，失去的就越多，我们失去的越多，就越富有。悲伤是一种折磨，也是一种祝福。

所以，《音乐之生》里的那个老人将会再一次绕着灯柱摇摆，送他的女儿去上学。

我见到的躺在病床上的老妇人也将会是照片里的年轻女人，笑着与她的情郎在海边手牵着手。

丹尼斯·伊斯特可以再次拿起小提琴演奏门德尔松、巴赫和贝多芬的《升C小调第十四号弦乐四重奏》。

丽贝卡·迈尔的母亲可以再次和她心爱的丈夫翩翩起舞，丽贝卡可以把头靠在母亲的肩膀上，诉说她的所有烦恼。

詹尼·达顿的母亲也能被修复，她的脸可以从松散的织线中显露出来。

特里萨·克拉克可以变回泰茜，男孩们都想叫她一起踢足球。在她的静修之地，在她一直梦想前往的恒河源头，她将得到安宁。她的母亲会告诉她，她有一颗狮子般的心。

---

* 西格夫里·萨松（Siegfried Sassoon，1886—1967），英国诗人、小说家，"一战"期间的主要诗人之一。其作品描绘了战争中的恐惧和空虚，表明了他的反战立场。代表作包括《于我，过去，现在以及未来》等。——译者注

汤米·邓恩将会看见他的乔伊斯，而当乔伊斯也看见他的时候，他会觉得整个世界都被照亮了。

威廉·尤特莫伦可以和他心爱的女人漫步世界各地的博物馆和美术馆，欣赏那些储存在他脑海里的画作。他还可以再次拿起画笔。白色背景上潦草的脸，极度空洞的眼睛，像鸟喙一样的鼻子，都会有所改变。不安的悲伤会消退。色彩和透视会逐渐回来，墙壁会变直，痛苦的眩晕会被驱散。人群边缘的那个孤独观望的人，将会重新坐到桌前，回归欢声笑语之中。

我的父亲可以重新听到黎明的合唱声。他可以在花园里散步，给温室里的西红柿浇水，修剪玫瑰，喂棕色的小鸟。他可以熟练地打结，还能修补瓷器，让你看不出曾经有破损。他可以开车，看地图，划船，玩填字游戏，画一幅水彩风景画，叉堆肥，逗孙辈们玩，认真观察叶子上的虫子，喝一杯红葡萄酒，再次跳狐步舞和华尔兹，唱圣诞颂歌和民谣，和朋友一起开怀大笑，点篝火，看星星，握住我母亲的手，把门厅里的落地钟调好，聆听时间平稳流逝的声音。他还可以拉上窗帘，关灯，吹灭蜡烛，走上楼梯，爬上床，说声晚安，闭上眼睛，做个好梦。

死亡将如此多的自我放回世界，在我们走向属于自己的无尽黑夜时，这些鬼魂不是在纠缠我们，而是在陪伴我们，或者说是我们在陪伴他们。

白昼有尽时，我们都将走向黑暗。

走向终点。以爱终结。

注　释

文前页

1. 源自艾米莉·狄金森（Emily Dickinson）的书信（"试图谈论已经发生的事情是不可能的。深渊无人作传。"），文学传记作家林德尔·戈登（Lyndall Gordon）在《生活就像上膛的枪：艾米莉·狄金森及其家族纷争》（*Lives Like Loaded Guns: Emily Dickinson and Her Family's Feuds*）一书第 7 页引用。

序曲

1. "哦，心灵啊，心灵沟壑纵横……"：出自杰勒德·曼利·霍普金斯（Gerard Manley Hopkins）的杰作《忧伤十四行》（"Sonnets of Desolation"）中的《无有更甚》（"No Worst"），收录于《诗歌与散文》（*Poems and Prose*, London: Everyman's Library, 1995）：

> 哦，心灵啊，心灵沟壑纵横，
>
> 那坠落的悬崖，
>
> 如此骇人，陡峭，深不可测。
>
> 对其不屑一顾，
>
> 可谁未曾立于崖边……

2. 出自罗伯特·H. 宾斯托克（Robert H. Binstock）、斯蒂芬·G. 波斯特（Stephen G. Post）和彼得·J. 怀特豪斯（Peter J. Whitehouse）编《失智症与衰老：伦理、价值观和政策选择》（*Dementia and Ageing: Ethics, Values and Policy Choices*）导言第 ix 页。

3. 引自戴维·H. 史密斯（David H. Smith）的文章《看见并认识失智症》（"Seeing and Knowing Dementia"），出自《失智症与衰老：伦理、价值观和政策选择》第 49 页。

4. 出自作者对苏贝·班纳吉（Sube Barnerjee）教授的采访，他是布莱顿和萨塞克斯医学院（Brighton and Sussex Medical School）副院长和失智症专家。

5. 出自作者对朱迪斯·巴特勒（Judith Butler）的采访，参见《另一本杂志》（*The Other Journal*）2017 年 6 月 26 日第 27 期。

6. 玛丽·沃诺克在苏格兰教会的《生活与工作》（*Life and Work*）杂志上发表了她的评论，《每日电讯报》（*The Daily Telegraph*）2008 年 9 月 18 日一期对其进行了报道。

7. 出自阿图·葛文德《最好的告别》（*Being Mortal*）第 231 页。

8. 但丁笔下的船进入港口时降下帆的描写（"收起我们的帆和索具"）出自《神曲》（*The Divine Comedy*）中的《地狱》（*Inferno*）第 27 篇，II，第 79—81 页。

9. 萨莉·马格努森(Sally Magnusson)在回忆录《记忆去了哪儿：失智症为何改变一切》（*Where Memories Go: Why Dementia Changes Everything*）中运用了"一艘驶入迷雾的船"这样的形象描述，参见第 91 页。

10. 出自 J. 贝恩勒夫（J. Bernlef）《恍惚》（*Out of Mind*）第 54 页。

11. 埃尔温·莫尔捷的凄美之作《结结巴巴的歌谣集》中充满各种隐喻，在某种程度上可以说是关于语言不可能捕捉到自身解体的一部作品。此处引用的隐喻出自该书第 10、11、19、50、65、107 页等。

12. 伦理学家卡罗尔·吉利根（Carol Gilligan）在其重要著作《不同的声音：心理学理论与妇女发展》（*In a Different Voice: Psychological Theory and Women's Development*）中详细阐述了人类声音的核心意义。

13. 奥利弗·萨克斯（Oliver Sacks）在与荷兰格罗宁根大学（University of Groningen）心理学史教授德鲁韦·德拉埃斯马（Drouwe Draaisma）的访谈中提出了这一表述。德拉埃斯马在其作品《怀旧工厂：记忆、时间和衰老》（*The Nostalgia Factory: Memory, Time and Ageing*）第 112 页中引用了这句话。

14. 法国哲学家雅克·德里达创作了大量有关死亡、哀悼和宽恕的文章（而且极具影响力）。弗洛伊德认为哀悼是一种常规行为，是一段通过悲伤来放弃和获得安慰的旅程。而在德里达看来，哀悼是伟大的行为，通常都是未完成状态，在哀悼的过程中，我们将继续与死者对话。参见德里达的著作《永别了，列维纳斯》（*Adieu to Emmanuel Levinas*）或是尼古拉斯·罗伊尔（Nicholas Royle）在《纪念雅克·德里达》（*In Memory of Jacques Derrida*）中进行的讨论。

第1章　面对

1. 引自约翰·克莱尔（John Clare）的诗歌《我存在！》（"I Am!"），出自他的诗集《约翰·克莱尔》（*John Clare*）。

2. 首字母缩略词"GOMERs"最早是由笔名为塞缪尔·谢姆（Samuel Shem）的美国医生在其 1978 年出版的小说《上帝之家》（*The House of God*）中创造使用的。

3. 关于 95 岁男性试图杀害其妻子的故事，可参考《卫报》（*The Guardian*）2017 年 4 月 25 日的报道。

4. 出自罗伯特·N. 巴特勒（Robert N. Butler）为《失智症与衰老：伦理、价值观和政策选择》一书撰写的前言。

5. 出自安德烈娅·吉利斯《记忆看守人》第 11 页。

第2章　变老

1. 出自一份古埃及卷轴，卡梅洛·阿基利诺（Carmelo Aquilino）和朱利安·C. 休斯（Julian C. Hughes）在其文章《活死人归来》（"The Return of the Living Dead"）中做了引用，出自朱利安·C. 休斯、斯蒂芬·J. 洛（Stephen J. Louw）和斯蒂芬·R. 萨瓦特（Stephen R. Sabat）编《失智症：心智、意义和人格》（*Dementia: Mind, Meaning and the Person*）第 143 页。

2. 出自德鲁韦·德拉埃斯马《怀旧工厂：记忆、时间和衰老》第 6 页。

3. 人口老龄化统计数据来自联合国经济和社会事务部人口司的报告《2015 年世界人口老龄化报告》（"World Population Ageing 2015"）。

4. 参见西蒙娜·德·波伏瓦《论老年》（London: Penguin, 1977）。

5. 出自琳内·西格尔（Lynne Segal）《不合时宜：衰老的快乐与危险》（*Out of Time: The Pleasures and Perils of Ageing*）第 4 页。

6. 出自海伦·斯莫尔（Helen Small）《漫长的人生》（*The Long Life*）第 12 页。

7. 出自海伦·斯莫尔在《漫长的人生》第 12 页的引用。

8. 出自《空中书简：伊丽莎白·毕肖普和罗伯特·洛威尔书信全集》（*Words in Air: The Complete Correspondence between Elizabeth Bishop and Robert Lowell*）第 779 页。伊丽莎白·毕肖普写出这段话时只有 63 岁，而洛威尔当时 58 岁！

9. 出自海伦·斯莫尔在《漫长的人生》第 2 页的引用。

10. 参见安妮·迪拉德（Annie Dillard）同名著作。

11. 出自《空中书简：伊丽莎白·毕肖普和罗伯特·洛威尔书信全集》第 681 页。

12. 出自阿图·葛文德《最好的告别》第 29 页。

13. 出自德鲁韦·德拉埃斯马《怀旧工厂：记忆、时间和衰老》第 1 页。

14. 塔德·弗兰德的文章《硅谷对永生的追求》（"Silicon Valley's Quest to Live Forever"）发表于《纽约客》2017 年 4 月第 3 期。

15. 伊齐基尔·伊曼纽尔在《大西洋月刊》2014 年 10 月一期上发表了他在 75 岁之后只接受姑息治疗的决定。

16. 出自约翰·伯格（John Berger）《简洁如照片》（*And Our Faces, My Heart, Brief as Photos*）第 36 页。

第 3 章　大脑、心智和自我

1. 出自弗拉基米尔·纳博科夫（Vladimir Nabokov），源于布赖恩·博伊德（Brian Boyd）在《纳博科夫传：俄罗斯时期》（*Vladimir Nabokov: The Russian Years*）第 11 页的引用。

2. 德鲁韦·德拉埃斯马在《怀旧工厂：记忆、时间和衰老》第 33 页给出了此统计数据。

3. 出自亨利·马什《一个医生的自白》第 267 页。

4. 关于桑迪·贝姆的人生和死亡的全部故事，参见《纽约时报》2015 年 5 月 15 日的长篇报道。

5. 斯蒂芬·G. 波斯特（Stephen G. Post）在《阿尔茨海默病的道德挑战》（*The Moral Challenge of Alzheimer's Disease*）第 15 页提到彼得·辛格关于人格的指标列表。

6. 出自斯蒂芬·G. 波斯特《阿尔茨海默病的道德挑战》第 3 页。

7. 出自斯蒂芬·G. 波斯特《阿尔茨海默病的道德挑战》第 3 页。

第 4 章　记忆和遗忘

1. 出自圣奥古斯丁（St Augustine）《忏悔录》（*Confessions*）第 215 页。

2. 出自路易斯·布努埃尔（Luis Buñuel）自传《我的最后叹息》（*My Last Breath*）第 4—5 页。在其生命的最后时刻，布努埃尔的母亲已经没有任何记忆，更完整的引文是："开始失去记忆，哪怕只是零碎的记忆，（即是）意识到记忆是我们生命的组成部分。没有记忆的人生根本不是人生……我们的记忆是我们的连贯性、我们的理性、我们的感觉，甚至是我们的行动。没有它，我们什么都不是。"

3. 出自 J. 贝恩勒夫《恍惚》第 41 页。

4. 出自德鲁韦·德拉埃斯马《怀旧工厂：记忆、时间和衰老》第 x 页。

5. 关于记忆储存的许多隐喻说法，参见查尔斯·费尼霍（Charles Fernyhough）《记忆碎片：我们如何构建自己的过去》（*Pieces of Light: The New Science of Memory*）第 6 页。

6. 出自德鲁韦·德拉埃斯马《遗忘：神话、危害和补偿》（*Forgetting: Myths, Perils and Compensations*）第 1 页。

7. 出自安德烈娅·吉利斯《记忆看守人》第 228 页。

8. 出自弗吉尼亚·伍尔夫《奥兰多》（*Orlando*）第 49 页。

9. 出自德鲁韦·德拉埃斯马《遗忘：神话、危害和补偿》第 8 页。

10. 出自德鲁韦·德拉埃斯马《遗忘：神话、危害和补偿》第 1 页。

11. 关于"超级自传体记忆"，参见《卫报》2017 年 2 月 8 日的长篇报道。

12. 出自豪尔赫·路易斯·博尔赫斯（Jorge Luis Borges）的短篇小说《博闻强记的富内斯》（"Funes the Memorious"），收录于《博尔赫斯文集：非虚构，1922—1986》（*The Total Library: Non-Fictions 1922–1986*）第 96 页。

13. 帕特里斯·波利尼针对尤特莫伦的艺术创作所做的精神分析，来自他的文章《通过艺术传达阿尔茨海默病的经历：威廉·尤特莫伦的晚期绘画》（"Conveying the Experience of Alzheimer's Disease through Art: The Later Paintings of William Utermohlen"），出自蕾切尔·达文希尔（Rachel Davenhill）编《展望晚年生活：老年抑郁症和失智症的精神分析方法》（*Looking into Later Life: A Psychoanalytic Approach to Depression and Dementia in Old Age*）第 298—318 页。

第 5 章　诊断

1. 出自《亨利四世》（*Henry IV*）下篇。

2. 迈克尔·金斯利在《时代》（*Time*）杂志 2004 年 12 月 9 日一期撰文为自己拒绝接受患病现实进行辩解。

3. 出自斯蒂芬·G. 波斯特《阿尔茨海默病的道德挑战》第 1 页。

第 6 章　羞耻

1. 出自《李尔王》（*King Lear*）第四幕第七场。

2. 出自伯纳德·威廉斯（Bernard Williams）《羞耻与必然性》（*Shame and Necessity*）第 89 页。

3. 出自哈里·穆迪（Harry Moody）《道德困境的批判观》（"A Critical View of Ethical Dilemmas"）一文，引自罗伯特·H. 宾斯托克、斯蒂芬·G. 波斯特和彼得·J. 怀特豪斯编《失智症与衰老：伦理、价值观和政策选择》第 90 页。

4. 出自伯纳德·威廉斯《羞耻与必然性》第 78 页。

5. 出自伯纳德·威廉斯《羞耻与必然性》第 89 页。

6. 想要了解羞耻与死亡之间的联系，请参阅卡尔·施耐德（Carl Schneider）《羞耻、暴露与隐私》(*Shame, Exposure and Privacy*)一书。

7. 出自海伦·斯莫尔《漫长的人生》第12页。

第7章 照护者

1. 出自《威尼斯商人》(*The Merchant of Venice*)第五幕第一场。

2. 关于照护者的统计数据来自英国照护者协会的《2015年照护者实录》("Facts about Carers 2015")、英国阿尔茨海默病研究中心失智症统计中心的《照护者所受影响》("Impact on Carers", 2015),以及家庭看护联盟的《看护统计：人口统计》("Caregiver Statistics: Demographics", 2016)。

3. 弗雷德里克·孔潘(Frédéric Compain)的优美短片名为《威廉·尤特莫伦：阿尔茨海默病的内在影像》(*William Utermohlen: Vision intérieure de la maladie d'Alzheimer*)。

4. 出自安德烈娅·吉利斯《记忆看守人》第237页。

5. 理查德·J.马丁(Richard J. Martin)和斯蒂芬·G.波斯特在《人类尊严、失智症和看护基础》("Human Dignity, Dementia and the Basis of Caregiving")一文中引用了萨莉·加多的话,参见罗伯特·H.宾斯托克、斯蒂芬·G.波斯特和彼得·J.怀特豪斯编《失智症与衰老：伦理、价值观和政策选择》第57页。

6. 出自理查德·J.马丁和斯蒂芬·G.波斯特的《人类尊严、失智症和看护基础》一文,参见罗伯特·H.宾斯托克、斯蒂芬·G.波斯特和彼得·J.怀特豪斯编《失智症与衰老：伦理、价值观和政策选择》第60页。

7. 出自理查德·J.马丁和斯蒂芬·G.波斯特《人类尊严、失智症和看护基础》一文,参见罗伯特·H.宾斯托克、斯蒂芬·G.波斯特和彼得·J.怀特豪斯编《失智症与衰老：伦理、价值观和政策选择》第61页。

第8章 通过艺术交流

1. 出自爱德华·李尔(Edward Lear)的《猫头鹰和猫咪》("The Owl and the Pussycat"),选自《爱德华·李尔的胡诌诗集》(*The Complete Nonsense of Edward Lear*)。

第9章 家

1. 出自厄休拉·勒古恩(Ursula Le Guin)的小说《失去一切的人》(*The Dispossessed*)第48页。

2. 出自米尔恰·伊利亚德(Mircea Eliade),引自约翰·伯格《简洁如照片》第55页。

3. 出自米尔恰·伊利亚德，引自约翰·伯格《简洁如照片》第 55—56 页。

4. 出自约翰·伯格《简洁如照片》第 64 页。

5. 出自希沙姆·马塔尔《归来：父亲、儿子和他们的土地》（*The Return: Fathers, Sons and the Land in Between*）第 126 页。

6. 有关虐待的统计数据来源于《养老院虐待指南》（*Nursing Home Abuse Guide*）。

7. 有关英国照护者虐待老年人的统计数据，请参见《每日电讯报》2017 年 2 月 28 日一期和《卫报》2017 年 3 月 2 日一期等。

8. 出自阿图·葛文德《最好的告别》第 77 页。

9. 出自 T.S. 艾略特诗集《四个四重奏》中的《小吉丁》（"Little Gidding"）第五部分。

10. 出自马戈·沃德尔（Margot Waddell）《唯有联系》（"Only Connect"），引自蕾切尔·达文希尔《展望晚年生活：老年抑郁症和失智症的精神分析方法》第 194—195 页。

11. 参见德鲁韦·德拉埃斯马《怀旧工厂：记忆、时间和衰老》。

第10章　晚期

1. 出自塞缪尔·贝克特《无法称呼的人》（*The Unnameable*）第 104 页。

2. 阿图·葛文德的文章发表于《纽约客》2009 年 3 月 30 日一期。

第12章　最后

1. 出自尼采（Nietzsche）《权力意志》（*The Will to Power*）第三卷第 822 段。

2. 出自卡罗尔·吉利根《不同的声音：心理学理论与妇女发展》第 xvi 页。

3. 出自海伦·斯莫尔在《漫长的人生》第 130 页对罗纳德·德沃金的论述。

4. 出自朱利安·C. 休斯、斯蒂芬·J. 洛和斯蒂芬·R. 萨瓦特编《失智症：心智、意义和人格》一书的开篇文章《看见整体》（"Seeing Whole"），详见该书第 26 页。

5. "语法的废墟"出自《难字》（"The Hard Words"），"我口中的永恒以及遗忘"出自《左脑》（"Left Brain"），"消失的下流品味"出自《右脑》（"Right Brain"）。以上皆出自萨拉·赫斯思斯的作品《难字盒子》（*The Hard Word Box*）。

6. 关于斯威夫特最后岁月及其死亡的叙述出自约翰·格雷（John Gray）发表在《新政治家》（*New Statesman*）杂志 2016 年 11 月 14 日一期的文章。

7. 出自帕特里斯·波利尼的文章《通过艺术传达阿尔茨海默病的经历：威廉·尤特莫伦的晚期绘画》，引自蕾切尔·达文希尔编《展望晚年生活：老年抑郁症和失智症的精神分析方法》。

第13章　告别

1. 出自玛丽安·库茨（Marion Coutts）回忆录《练习告别》（*The Iceberg: A Memoir*）第 73 页。

第14章　死亡

1. 出自维吉尔（Virgil），引自克里斯蒂娜·欧弗若尔（Christine Overall）《衰老、死亡与人类长寿》（*Ageing, Death and Human Longevity*）第 I 页。
2. 关于"动物会丧生"的相关拓展阅读可参见迈克尔·巴维奇（Michael Bavidge）的文章《衰老与人性》（"Ageing and Human Nature"），详见朱利安·C. 休斯、斯蒂芬·J. 洛和斯蒂芬·R. 萨瓦特编《失智症：心智、意义和人格》第 50 页："只有拥有个体意识的生物才会死亡，只有意识到自己死亡的生物才形成个体意识。"
3. 出自 E.M. 福斯特《霍华德庄园》（*Howards End*）第 27 章。
4. 出自路易斯·梅南德（Louis Menand）发表在《纽约客》2016 年 7 月 21 日一期文章中引用的亨利·詹姆斯的话。
5. 这些死亡数据来自英格兰公共卫生署于 2018 年发布的官方统计数据。

重新开始

1. 出自莎士比亚戏剧《辛白林》第四幕第二场。
2. 出自奥利弗·萨克斯《感恩》（*Gratitude*）第 19 页。
3. 出自尼古拉斯·罗伊尔《纪念雅克·德里达》第 71 页。
4. 此处转述自《卫报》2014 年 1 月一期上一篇关于丧假的文章。
5. 塞缪尔·贝克特于 1958 年 3 月给芭芭拉·布雷写下了这些话。
6. 出自雅克·德里达《哀悼之作》（*The Work of Mourning*）第 I 页。
7. 出自托马斯·林奇《殡葬人手记》第 xviii 页。
8. 出自托马斯·林奇《殡葬人手记》第 xix 页。

参考书目

Agronin, Marc E. *How We Age* (Cambridge, Mass.: Da Capo Press, 2011).

Andrews, June. *Dementia: The One-Stop Guide* (London: Profile Books, 2015).

Ariès, Philippe. *Western Attitudes towards Death* (London: Marion Boyars, 1976).

de Beauvoir, Simone. *Old Age*, trans. Patrick O'Brian (London: Penguin, 1977).

Beckett, Samuel. *The Unnameable* (London: Faber and Faber, 2010).

Berger, John. *Here is Where We Meet* (London: Bloomsbury, 2005).

— *Selected Essays*, ed. Geoff Dyer (London: Bloomsbury, 2001).

— *And Our Faces, My Heart, Brief as Photos* (New York: Random House, 1984).

Bernlef, J. *Out of Mind*, trans. Adrienne Dixon (London: Faber and Faber, 1980).

— *Eclipse*, trans. Paul Vincent (London: Faber and Faber, 1996).

Binstock, Robert H., Post, Stephen G., Whitehouse, Peter J.

(eds.).*Dementia and Ageing: Ethics, Values and Policy Choices* (London: Johns Hopkins University Press, 1992).

Bishop, Elizabeth and Lowell, Robert. *Words in Air: The Complete Correspondence between Elizabeth Bishop and Robert Lowell*, ed. Thomas Travisano and Saskia Hamilton (London: Faber and Faber, 2008).

Borges, Jorge Luis. *The Total Library: Non-Fictions 1922–1986*, trans. Esther Allen (London: Penguin, 2001).

— *Fictions*, trans. Andrew Hurley (London: Penguin, 1998).

Boyd, Brian. *Vladimir Nabokov: The Russian Years* (London: Vintage, 1990).

Buñel, Luis. *My Last Breath*, trans. Abigail Israel (London: Fontana,1985).

Burdick, Alan. *Why Time Flies: A Mostly Scientific Investigation* (London: Simon and Schuster, 2017).

Clare, John. *John Clare*, ed. Paul Farley (London: Faber and Faber, 2016).

Compain, Frédéric. *William Utermohlen: Vision intérieure de la maladie d'Alzheimer* (Paris: Arts Editions, 2009).

Corkin, Suzanne. *Permanent Present Tense: The Man with No Memory, and What He Taught the World* (London: Penguin, 2013).

Coutts, Marion. *The Iceberg : A Memoir* (Atlantic Books, 2014).

Dante Alighieri. *The Divine Comedy : Inferno*, trans. Robin Kirkpatrick (London: Penguin, 2006).

Dartington, Tim. *Managing Vulnerability* (London: Karnac Books, 2010).

Davenhill, Rachel (ed). *Looking into Later Life: A Psychoanalytic*

Approach to Depression and Dementia in Old Age (London: Karnac Books, 2007).

Derrida, Jacques. *The Work of Mourning*, ed. Pascale-Anne Brault and Michael Naas (Chicago: University of Chicago Press: 2017).

— *Adieu to Emmanuel Levinas* (Stanford: Stanford University Press,1997).

Dillard, Annie. *The Abundance* (Edinburgh: Canongate Books, 2017).

Diski, Jenny. *In Gratitude* (London: Bloomsbury, 2016).

Dollimore, Jonathan. *Death, Desire and Loss in Western Culture* (London: Allen Lane, 1998).

Draaisma, Drouwe. *The Nostalgia Factory: Memory, Time and Ageing*, trans. Liz Waters (London: Yale University Press, 2013).

— *Forgetting: Myths, Perils and Compensations*, trans. Liz Waters (Yale: Yale University Press, 2004).

Eliot, T. S. *The Complete Poems and Plays* (London: Faber and Faber, 1975).

Fernyhough, Charles. *Pieces of Light: The New Science of Memory*(London: Profile Books, 2013).

Forster, E. M. *Howards End* (London: Penguin, 2000).

Francis, Gavin. *Adventures in Human Being* (London: Profile Books, 2015).

Gawande, Atul. *Being Mortal* (London: Profile Books, 2015).

Gillies, Andrea. *Keeper* (London: Short Books, 2009).

Gilligan, Carol. *In a Different Voice: Psychological Theory and Women's Development* (Cambridge, Mass.: Harvard University Press, 2003).

Gogol, Nikolai. *Dead Souls*, trans. David Magarshak (London:

Penguin, 1961).

Gordon, Lyndall. *Lives Like Loaded Guns: Emily Dickinson and Her Family's Feuds* (London: Virago, 2011).

Hardy, Thomas. *Collected Poems*, ed. Samuel Hynes (Oxford: Oxford University Press, 1984).

Healey, Elizabeth. *Elizabeth is Missing* (London: Viking, 2014).

Hesketh, Sarah. *The Hard Word Box* (London: Penned in the Margins, 2014).

Hopkins, Gerard Manley. *Poems and Prose* (London: Everyman's Library, 1995).

Hughes, Julian C., Louw, Stephen J., Sabat, Steven R. *Dementia: Mind, Meaning and the Person* (Oxford: Oxford University Press, 2016).

Ishiguro, Kazuo. *The Unconsoled* (London: Faber and Faber, 1995).

James, Jo, et al. *Excellent Dementia Care in Hospitals* (London: Jessica Kingsley, 2017).

James, William. *The Principles of Psychology*, vol. 1 (London: Forgotten Books, 2017)。

Kalanith, Paul. *When Breath Becomes Air* (London: Bodley Head, 2016)。

Larkin, Philip: *Collected Poems* (London: Faber and Faber, 1988)。

Lear, Edward. *The Complete Nonsense of Edward Lear* (London: Faber and Faber, 2015)。

Le Guin, Ursula. *The Dispossessed* (New York: HarperCollins, 1974).

Luria, A. R. *The Man with the Shattered World* (London: Penguin, 1972).

Lynch, Thomas. *Bodies in Motion and at Rest: On Metaphor and*

Mortality(London: W. W. Norton, 2000).

—*The Undertaking: Life Studies from the Dismal Trade* (London: Vintage, 1998).

Magnusson, Sally. *Where Memories Go: Why Dementia Changes Everything* (London: John Murray, 2014).

Malouf, David. *An Imaginary Life* (London: Vintage, 1999).

Marsh, Henry. *Admissions: A Life in Brain Surgery* (London: Weidenfeld and Nicolson, 2017).

— *Do No Harm: Stories of Life, Death and Brain Surgery* (London: Phoenix, 2014).

Matar, Hisham. *The Return: Fathers, Sons and the Land in Between* (London: Viking, 2016).

Mayeroff, Milton. *On Caring* (New York: HarperCollins, 1971).

Mortier, Erwin. *Stammered Songbook*, trans. Paul Vincent (London: Pushkin Press, 2015).

Nietzsche, Friedrich. *The Will to Power*, trans. Walter Kaufmann and R. J. Holingdale (New York: Vintage, 1968).

Nuland, Sherwin. *How We Die* (London: Chatto and Windus, 1994).

Oppen, George. *New Collected Poems* (Manchester: Carcanet Press, 2003).

O'Mahony, Seamus. *The Way We Die Now* (London: Head of Zeus, 2016).

Overall, Christine. *Ageing, Death and Human Longevity* (London: University of California Press, 2003).

Post, Stephen G. *The Moral Challenge of Alzheimer's Disease* (Baltimore: Johns Hopkins University Press, 1995).

Roiphe, Kate. *The Violet Hour: Great Writers at the End* (London: Virago, 2016).

Royle, Nicholas. *In Memory of Jacques Derrida* (Edinburgh: Edinburgh University Press, 2009).

Sacks, Oliver. *Gratitude* (London: Picador, 2015).

— *The Man Who Mistook His Wife for a Hat* (London: Picador, 1986).

St Augustine. *Confessions*, trans. R. S. Pine-Coffin (London: Penguin, 1961).

Samuel, Julia. *Grief Works* (London: Penguin Random House, 2017).

Schneider, Carl. *Shame, Exposure and Privacy* (London: W. W. Norton, 1992).

Segal, Lynne. *Out of Time: The Pleasures and Perils of Ageing* (London: Verso, 2015).

Shem, Samuel. *Black Swan* (London: Transworld, 1998).

Shenk, David. *The Forgetting: Alzheimer's: Portrait of an Epidemic* (New York: Anchor Books, 2001).

Shorthouse, Tracey. *I Am Still Me* (Bloomington, IL: Author House, 2017).

Singer, Peter. *Rethinking Life and Death* (Oxford: Oxford University Press, 1994).

Small, Helen. *The Long Life* (Oxford: Oxford University Press, 2007).

Swaffer, Kate. *What the Hell Happened to My Brain: Living beyond Dementia* (London: Jessica Kingsley, 2016).

Swaffer, Kate and Low, Lee-Fay. *Diagnosed with Alzheimer's or Another Dementia* (London: New Holland Publishers, 2016).

Tallis, Raymond. *The Black Mirror: Fragments of an Obituary for Life* (London: Atlantic Books, 2015).

Taylor, Cory. *Dying: A Memoir* (Edinburgh: Canongate Books,

2016).

Taylor, Richard. *Alzheimer's from the Inside Out* (Baltimore: Health Professions Press, 2004).

Thomas, Matthew. *We are Not Ourselves* (London: Fourth Estate, 2015).

Whitman, Lucy (ed.). *Telling Tales about Dementia: Experiences of Caring* (London: Jessica Kingsley, 2010).

Williams, Bernard. *Shame and Necessity* (London: University of California Press, 1993).

Woolf, Virginia. *Orlando* (London: Vintage Classics, 2016).

Wordsworth, William. *The Oxford Authors*, ed. Stephen Gill (Oxford: Oxford University Press, 1984).

Zeizel, John. *I am Still Here* (London: Piatkus, 2011).

致 谢

我要感谢的人远多于我在此列出的，我甚至不知道其中一些人的名字。自发起"约翰运动"以来，我结识了全英各地许多优秀的人，他们给予了我们支持、鼓励、建议和帮助，并加入我们的队伍，致力于使医院中的护理工作更加透明和富有同情心。我将永远记住他们的善意。

我对那些在本书创作过程中与我交谈过的人心存感激，其中既有护士、医生和健康专家，也有社会工作者、心理治疗师和艺术家，他们慷慨地贡献出他们的时间，分享其见解。一些在养老院工作的人给予了我热情的欢迎，还有一些朋友让我在安全的环境中展开探索：费莉西蒂·艾伦（Felicity Allen）、克莱尔·阿米斯戴德（Claire Armitstead）、安德鲁·鲍尔弗、苏贝·班纳吉、菲莉帕·布莱克（Philippa Black）、阿利斯泰尔·伯恩斯（Alistair Burns）、安德鲁·库珀、亚历克斯·库尔特、塞布·克拉彻、简·卡明斯（Jane Cummings）、蒂姆·达廷顿、阿普丽尔·多布森（April Dobson）以及其他阿比菲尔德协会（Abbeyfield）的工作人员、史蒂夫·金特尔曼、露西·吉尔比（Lucy Gilby）、吉尔·格雷斯通（Gil Graystone）、罗恩·哈伍德、萨拉·赫斯基思、乔·詹姆斯（Jo James）、利兹·琼斯（Liz Jones）以及卫理公会之家（Methodist Homes，简称 MHA）的其他工作人员、凯特·凯拉韦（Kate Kellaway）、克莱尔·肯特、朱尔斯·奈特（Jules Knight）、詹姆斯·麦克唐纳（James Macdonald）、迈克尔·莫里斯（Michael Morris）、约翰·诺顿（John Naughton）、简·奥格雷迪（Jane O'Grady）、戴维·奥利弗（David Oliver）、艾希琳·奥尼尔（Aishlene O'Neill）、玛利亚·帕森斯（Maria Parsons）、乔希·佩蒂特（Josh Pettit）、希拉里·普赖尔（Hilary Prior）、马丁·罗瑟、雷蒙德·塔利斯、索菲娅·蒂克尔（Sophia Tickell）、尼克·蒂明斯（Nick Timmins）、卡萝尔·托尔波尔斯基（Carol Tolpolski）和克劳迪娅·瓦尔德。他们的见解和知识是无价之宝，而书中所有的错误都归于我。

我要特别感谢那些愿意与我分享其失智经历的人们，他们的经历往往十分痛苦。我为以下诸位的慷慨、坦诚和勇气折服：吉利恩·比尔（Gillian Beer）、安迪·贝尔和克莱尔·贝尔、简·贝尔、帕姆·贝尔（Pam Bell）、特里萨·克拉克、乔伊斯·邓恩、汤米·邓恩、詹尼·达顿、玛吉·伊斯特、玛丽·雅各布斯、迪西·约翰逊、丽贝卡·迈尔、保利娜·塔雷霍斯特、帕特里夏·尤特莫伦和杰勒德·德·弗里斯。

我非常感谢《观察家报》，没有它，就不会有"约翰运动"；没有它，也不会有这本书。他们为我提供了平台和发声的机会。我要特别感谢简·弗格森（Jane Ferguson）、厄休拉·肯尼（Ursula Kenny）、约翰·马尔霍兰（John Mulholland）、莉萨·奥凯利（Lisa O'Kelly）、斯蒂芬·普里查德（Stephen Pritchard）、保罗·韦伯斯特（Paul Webster）和罗布·耶茨（Rob Yates）这些年来的慷慨帮助和坚定支持。

无论我处于顺境还是逆境，朱莉娅·琼斯一直坚定不移地支持我。我要对她以及弗朗西斯·惠恩（Francis Wheen）和伯蒂·惠恩（Bertie Wheen）献上我的感谢、敬意和爱。

一名优秀的编辑无异于一份珍贵的馈赠。海伦·康福德（Helen Conford）既鼓励我，也向我提出质疑，让我感到不安，也对我有莫大的帮助。玛格丽特·斯特德（Margaret Stead）总是头脑清醒，做事严谨，为人亲切，是不可或缺的帮手。美国的金尼·史密斯（Ginny Smith）给予我极大的支持和所需的自信。谢谢你们。

如果没有优秀、聪明、善良的代理人萨拉·巴拉德（Sarah Ballard），我就写不出这本书。在从最初设想到写完最后一句话的过程中，她一直是我的向导和避风港。我还要感谢伊莱·克伦（Eli Keren）的帮助和耐心，以及萨姆·伊登伯勒（Sam Edenborough）和尼基·肯尼迪（Nicki Kennedy）的支持和信任，还有美国的乔伊·哈里斯（Joy Harris），他的坚定支持对我而言意义重大。

这本书的故事从瑞典开始。非常感谢肖恩的亲戚们，他们总是热情欢迎我的父母参加当地的小龙虾派对、探戈课和夏季庆祝活动。

埃德加（Edgar）、安娜（Anna）、哈德利（Hadley）、莫莉（Molly）以及菲比（Phoebe）和汤姆（Tom）每天都在激励我，推动我继续创作，让我心怀感激和欢欣之情。我还要对肖恩——我的第一个读者，我的咖啡师、侍酒师、旅伴和无条件的支持者——说一声"谢谢"。

最重要的是，我永远感谢我的母亲帕特里夏·杰勒德、我的兄弟蒂姆·杰勒德、我的姐妹杰姬·杰勒德-赖斯和凯蒂·杰克逊——他们是你能拥有的最好、最慷慨的家人。

我还想对我的父亲说——嗯，我无法用语言表达——"再见"。